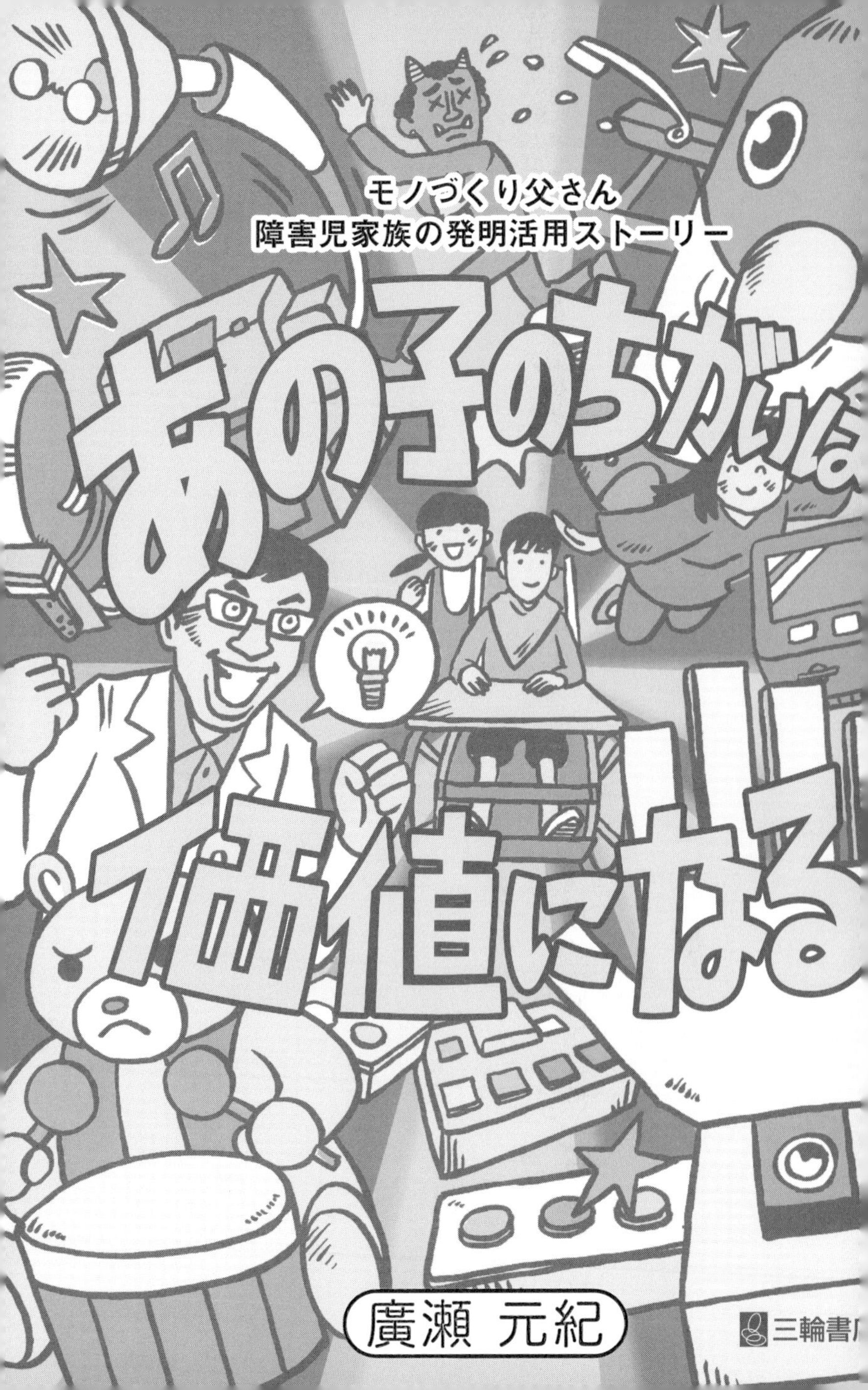
モノづくり父さん
障害児家族の発明活用ストーリー
あの子のちがいは
価値になる
廣瀬 元紀
三輪書

目次

Phase2

今できる手段で、
まず試してみる！

Phase3

あの子の好奇心を引き出そう！

Phase4

誰かの「できない」は、価値になる

Phase5

当事者×支援者で「作る」「使う」を繰り返す

Phase6

歩けなくても自分の力で動きたい

まえがき

「できないことを嘆くのではない。

できることがほんの少しでも増えたら、たくさん喜んであげよう」


この本を手に取ってくださって、ありがとうございます。

私の息子は重症心身障害児です。

10歳を超えた今でも歩くことができません。しゃべることもできません。

しかし、彼は自分の意志で小学校に登校し、友達に「おはよう」と挨拶し、休み時間は一緒にじゃんけんで遊んでいます。休日は手をつないで一緒に公園を散歩し、一緒に音楽やゲームを楽しんでいます。

彼は、周りの子どもたちと比べて、身体的・知的にも「できない」ことがたくさんあります。

しかし、彼には彼なりの「できる」ことがたくさんあるのです。好きなこと、夢中になれることも見つけ、日々楽しく過ごしています。

私たち家族は、障害をもった息子のために、さまざまな発明品を作り、息子の「できる」体験を広げてきました。といっても、最先端のテクノロジーを使って難しいことを実現したわけではありません。目の前にいる大切な人をしっかり見続け必要なものを見極め、自分の手の届くテクノロジーを工夫して使いこなし、まずやってみる。

これを繰り返し続けて、息子の「できた」を作ってきました。

この本は、モノづくりのマニュアル本ではありませんし、子どもの育児や障害療育の指南書でもありません。涙と感動を提供するドキュメンタリ本でもありません。

ただ単に、歩けない、しゃべれない息子がいて、
ずっと近くで見て育ってきたしっかり者の娘がいて、
明るく前向きな母親がいて、
たまたまモノづくりが得意だった父親がいる。
そんな家族が積み重ねてきた等身大のノンフィクションストーリーなのです。

障害をもった息子や家族のためのモノづくりを続けてきた中で
見えてきたこと。

「人と違っている」「できない」は、
決してネガティブなことではないのです。

周りの子と違うからこそ気づくことができた具体的な困りごと。

「できない」からこそ、当事者だからこそ、
「何とかしたい」と願い叶えようとする強いモチベーション。

自分事だからこそ、今使える手段を工夫して使い、納得いくまで繰り返す。
自分事だからこそ、我慢して頑張るのでなく、楽しみながら続けていく方法を
見つけていける。

そして、
ほんのささやかなことでもいい。
昨日できなかったことが、今日できるようになったならば、
家族みんなで拍手して、嬉し泣きして、大喜び！
もし最初から簡単に「できていた」ならばこの体験に出会えなかったかもしれません。

もし、あなたの家族や大切な人が突然障害をもってしまったとしても、
もし、あなたが将来歩けなくなったり、なんらかの障害をもってしまったりしても、
不安を感じなくてもいい、
あきらめなくてもいい。

考え方一つ、捉え方一つ変えるだけで、そして手を動かし続けることで、未来はこんなにも明るくなるのだということ。
私たちは、息子との10年に渡る生活の中で、多くのことを試し、そして多くを学ばせてもらいました。夢中でやってきたその試行錯誤のエッセンスをこの本に詰め込みました。

あなたや、あなたの大切な人が
この先何か「できない」ことにぶつかり不安になった時、
この本があなたの背中を押し、手を動かしはじめるきっかけになれば嬉しいです。

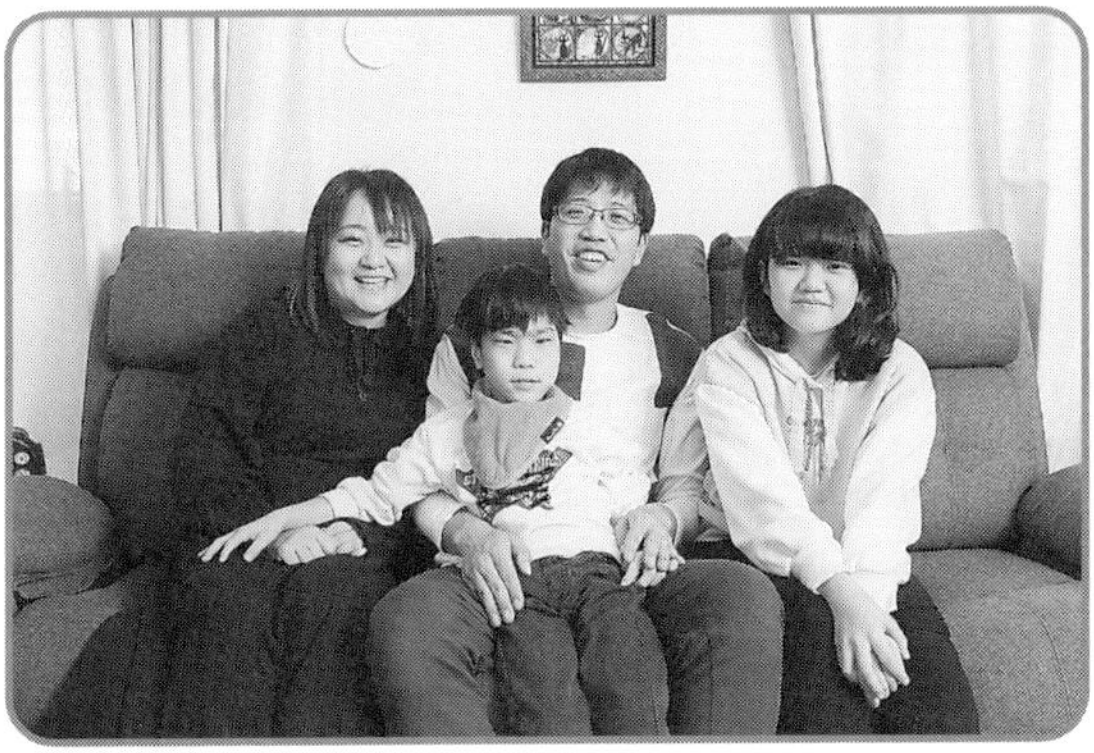

家族のためのものづくり１　自作支援機器

じゃんけんハンド

p.88

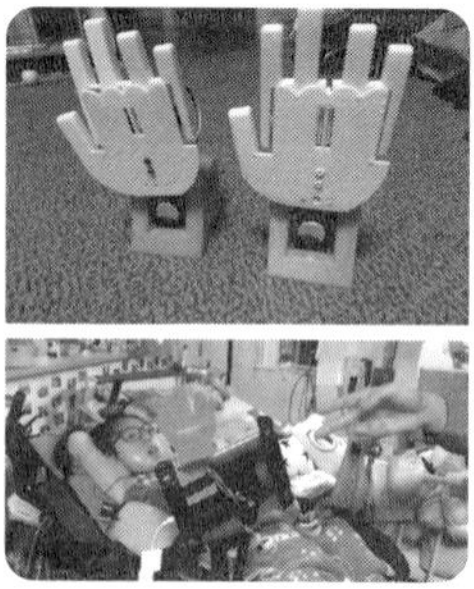

じゃんけん支援

あいさつロボハンド「ともので」

p.93

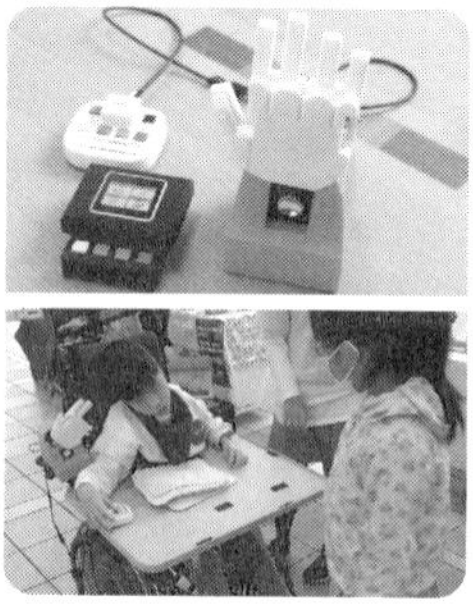

あいさつ
コミュニケーション支援

歩行リハビリ エンタメシステム「Melody Shoes」

p.116

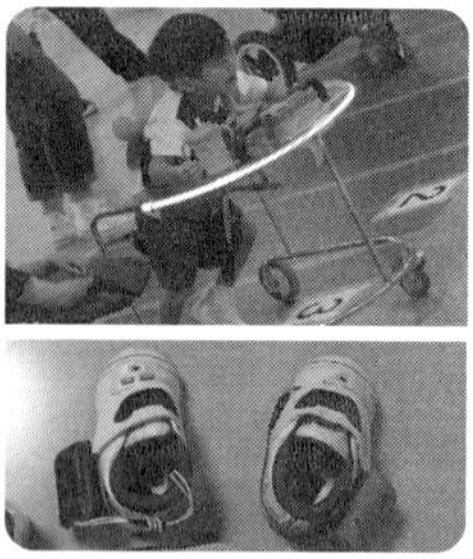

魔法のバリフリガチャ×娘のイラスト缶バッチ

p.79

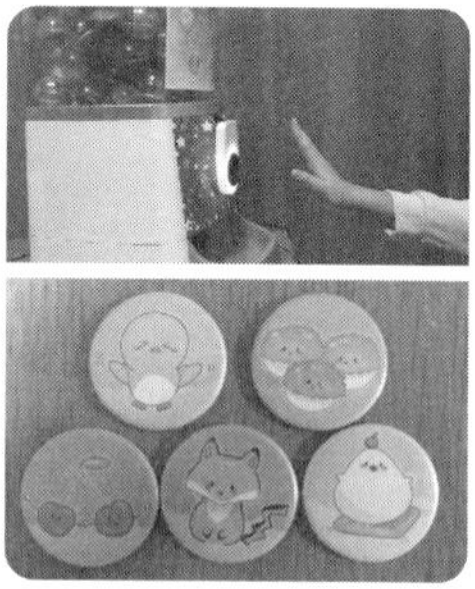

成功体験支援

Wheelchair Train

p.128

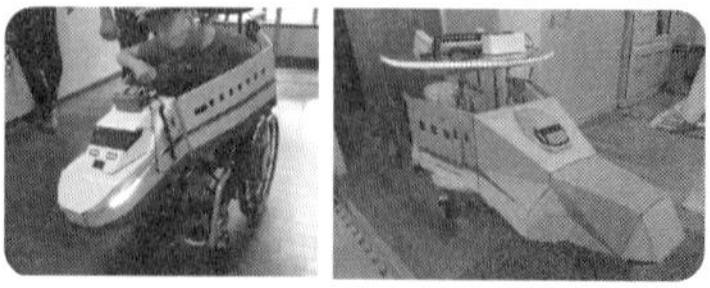

リハビリモチベーション支援

家族のためのものづくり２ モビリティ

子ども成長支援モビリティ「ToMobility」Ver.2(台車型)

p.158

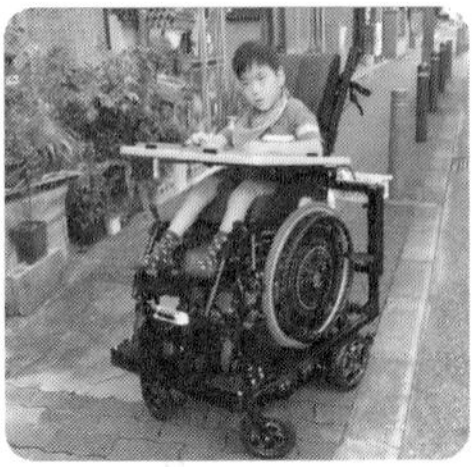

日常移動体験

Ver.1(電動車椅子型)

p.148

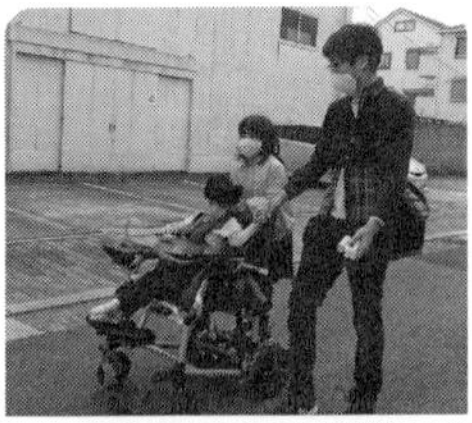

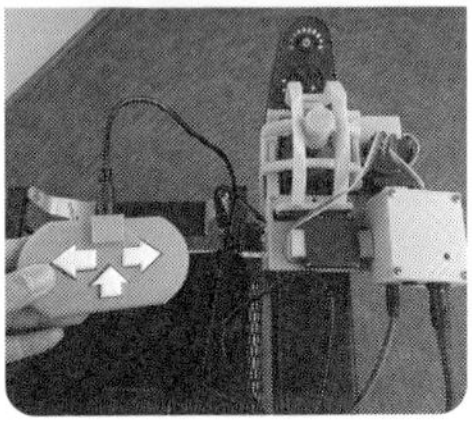

屋外電動移動体験

宅内移動モビリティロボ

p.155

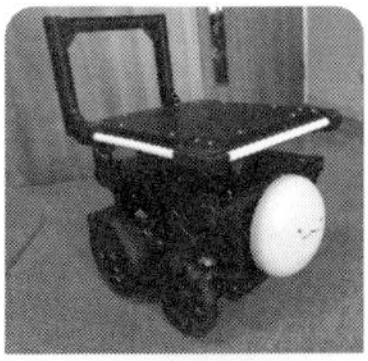

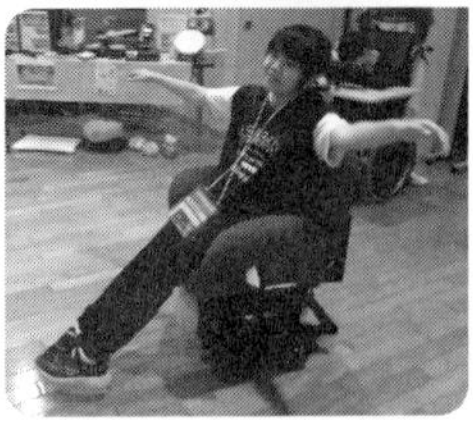

面白電動モビリティ＆オモチャコントローラ

p.140

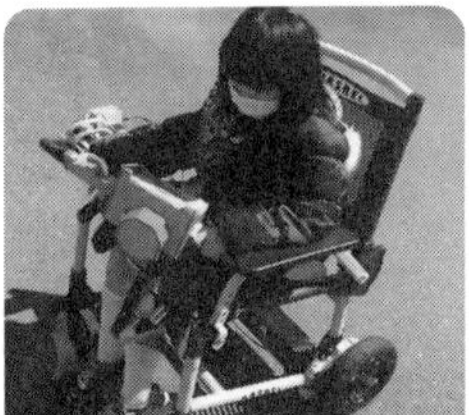

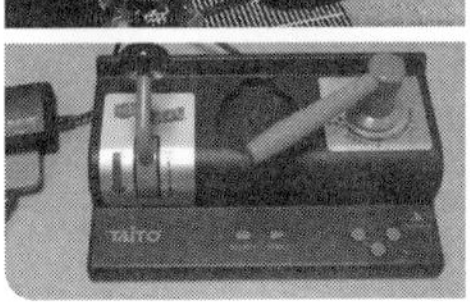

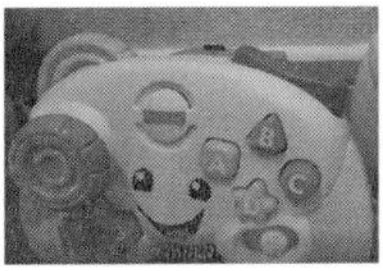

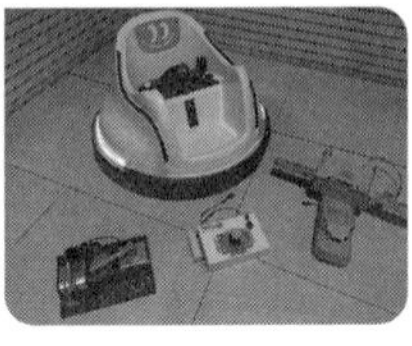

移動モチベーション UP

家族のためのものづくり３　おもちゃ / 日用品

カオス暴走どうぶつさん

p.67

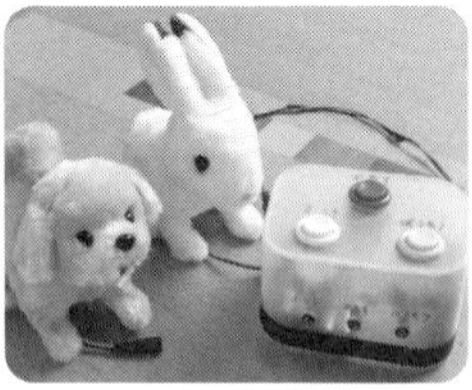

まずやってみる

パリピ魔改造
くるくるチャイム

p.70

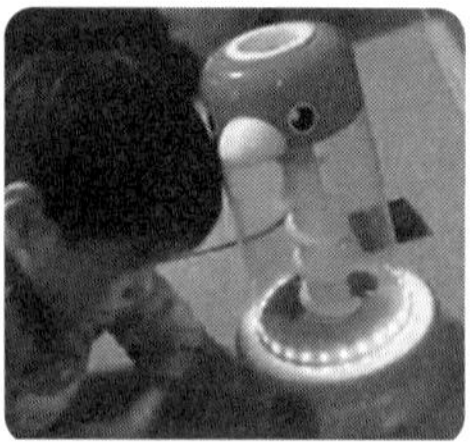

「好き」を拡張

ろうそく吹き消し装置

p.42

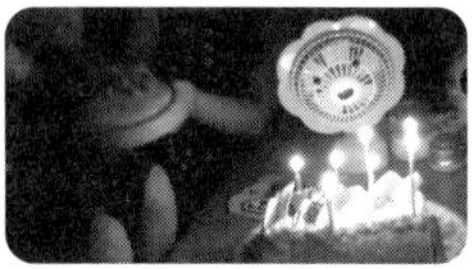

ボール転がしギミック
装置「トモカツスイッチ」

p.74

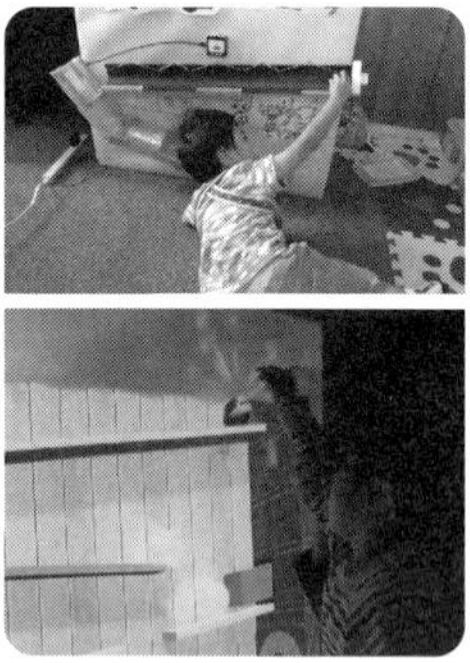

電動豆まき装置

p.44

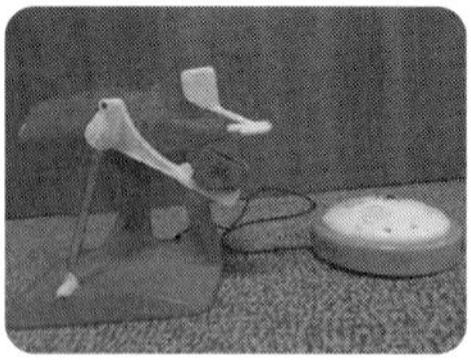

ご飯食べさせロボット

p.47

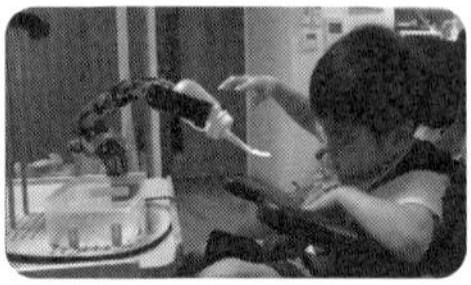

3Dプリンタ×日用品

p.50

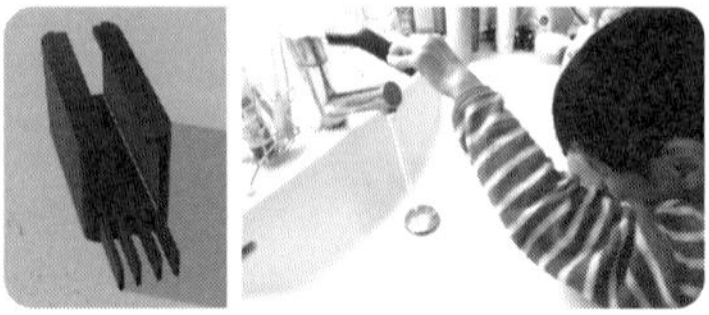

日常の困りごとに寄り添う

誰かのためのものづくり

p.99

楽器&ライフアシスト「アームワンダ」

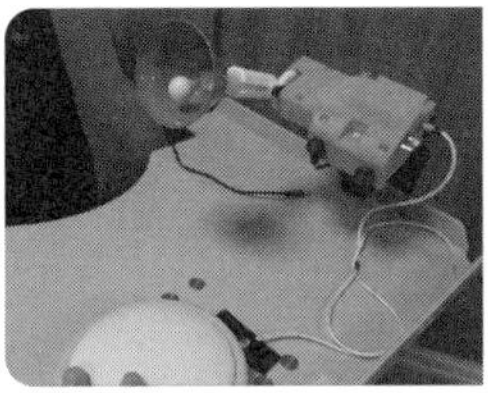

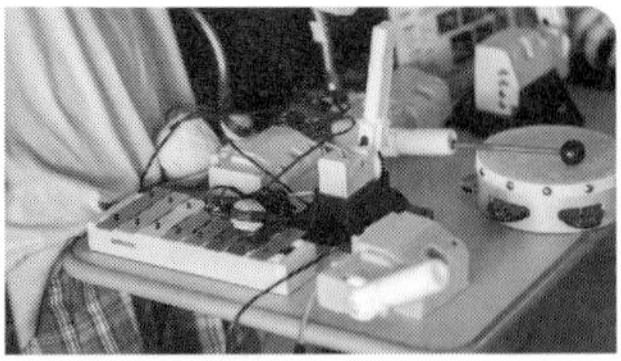

楽器&ライフアシスト
アームワンダ

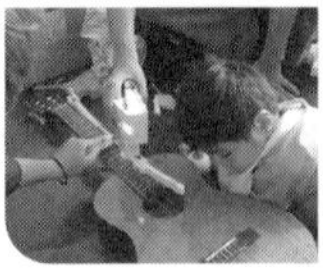

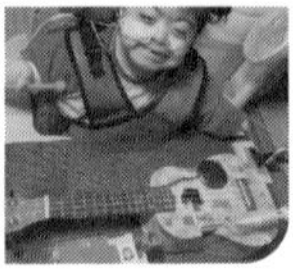

楽器を演奏したい

p.106

オンラインボッチャ装置

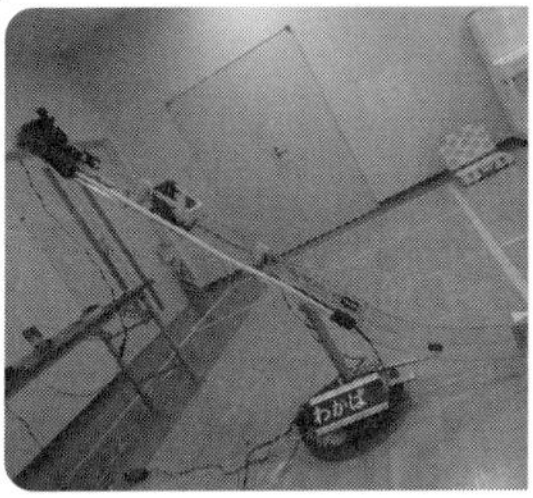

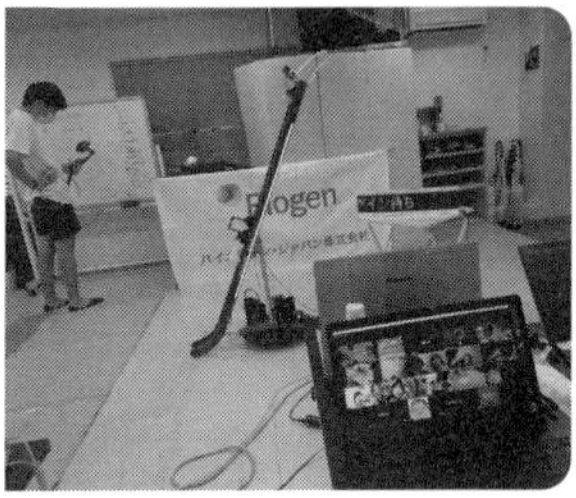

一緒にスポーツしたい

p.55

ポータブルエレベーターパネル

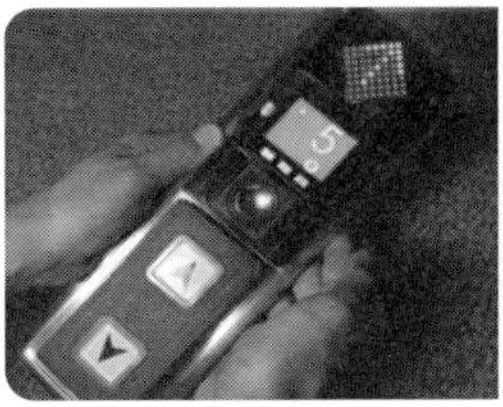

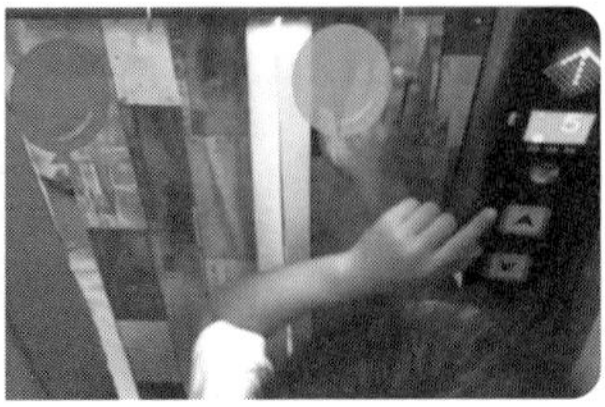

好きなモノで遊びたい

注意事項

※本書に記載された内容を参考に自作や改造を行う際は、安全性に十分ご留意ください。これらの行為に起因する事故や故障について、著者および出版者は一切の責任を負いかねますので、ご了承ください。

※ＱＲコードは、対応する読み取り用アプリケーションなどを使用してスキャンできます。ただし、使用する端末やアプリケーションによって操作方法が異なる場合があります。詳しくは、ご利用の端末やアプリケーションの取扱説明書をご確認いただくか、メーカーにお問い合わせください。

※ＱＲコードが読み取れない場合は、併記しているＵＲＬに直接アクセスしてご覧いただくことも可能です。

Phase 1

家族のためのモノづくり

1 突然向き合うことになったわが子の「障害」

865gの小さないのちが、突然、わが家に誕生しました。

わが家の二人目の子どもは、母親のおなかで静かに誕生の時をゆっくり待っていました。待っているはずでした。

妊娠7カ月目。暑さも増してきた7月の朝。この日は家族で祇園祭に行く予定でした。しかし、目覚めると、妻が青ざめた表情で訴えたのでした。

「出血してる……。」

慌てて病院にかけこむと、すぐにNICU（新生児集中治療室）のある総合病院に緊急搬送されました。そこから2時間、突然慌ただしくなる病室内。

「子宮の側面にある胎盤が、部分的に剥がれている可能性がある。」

「本日に帝王切開での出産となります。これからは時間との勝負です。いいですね。」

次々と変わっていく医師の言葉、状況の変化に、頭が全くついていけませんでした。

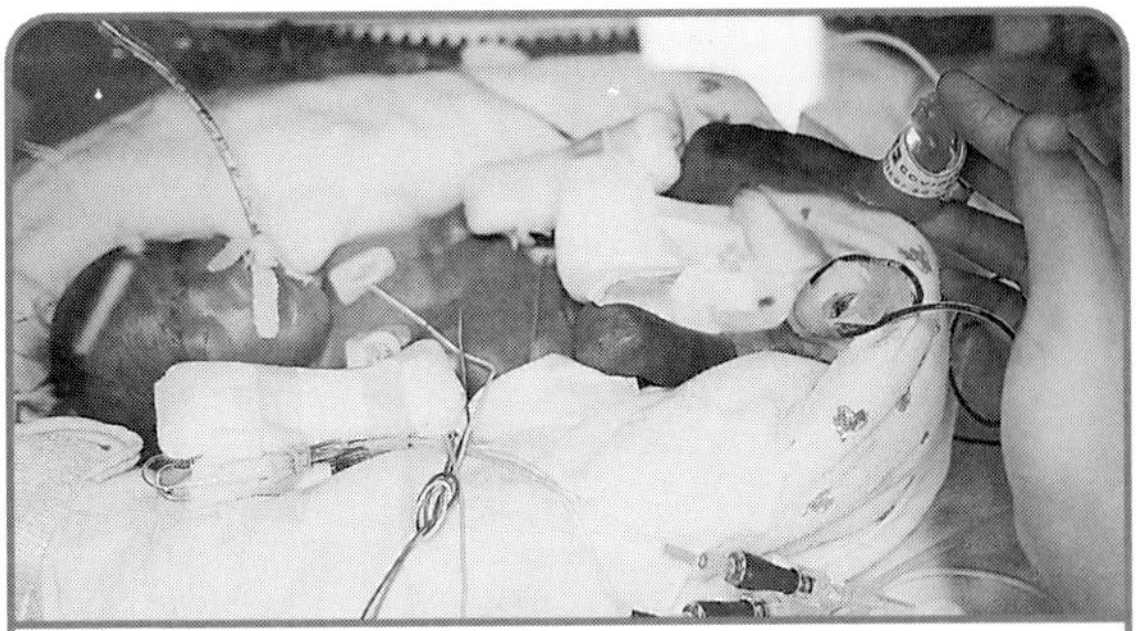

865g の小さないのち

常位胎盤早期剥離。子宮の正常な位置に付着する胎盤が赤ちゃんが生まれる前にはがれてしまう症例。大量出血に伴い、母親に命の危険が伴う最も怖い疾患の一つなのです。そのため、未成熟であるにもかかわらず赤ちゃんを胎外に出すしかないのです。最優先されるのは母親の命。

何がなんだか分からないまま、手術同意書にサインをして、すぐに手術室に運ばれた妻。病室に一人残された私。

「神様、どうか二人とも助けてほしい……。」

私には、ただ祈ることしかできませんでした。

その日の夕方、お医者様方の懸命な対応により、妻は無事に一命をとりとめました。そして、奇跡的にも息子はこの世に誕生することができました。

二人とも生きていてくれて、本当に良かった。

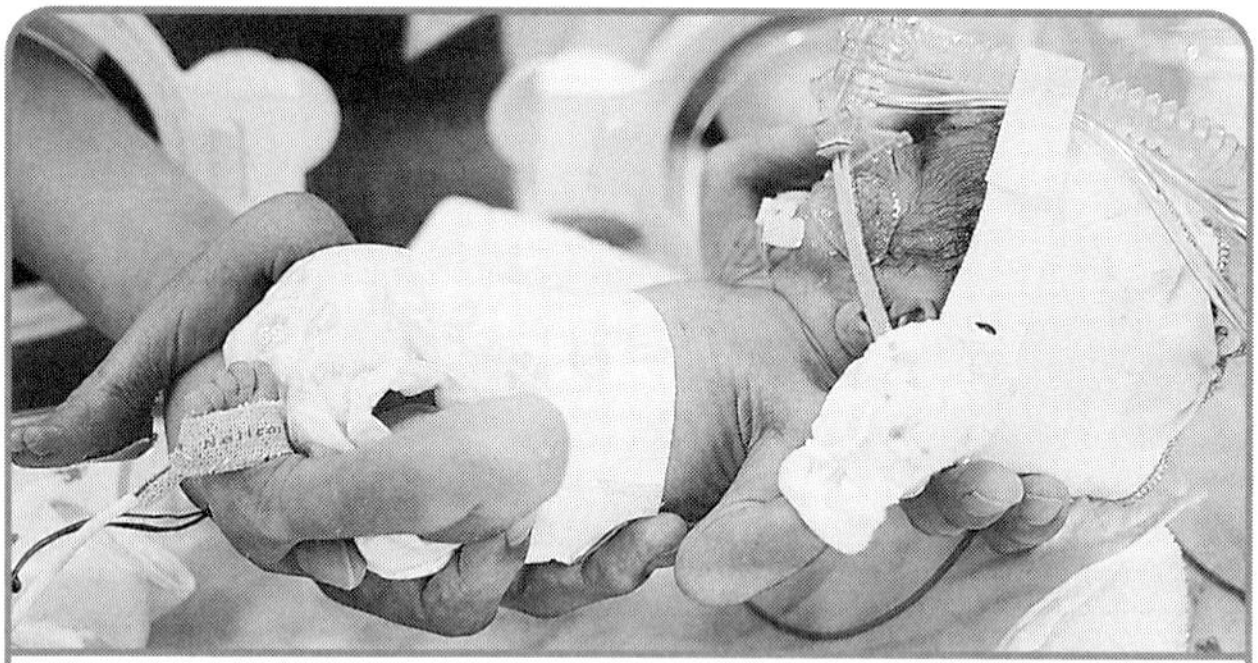

生後３カ月 体重が 2,000g を超え 脳の手術に踏み切る

在胎24週4日、体重８６５g。予定日より4カ月近くも早い息子の誕生は、あまりにも突然でした。

しかし、数日後、再び不安な事実をお医者様から告げられました。

「お子さんの脳内に出血があることが判明しました。」

「どのような後遺症がでてくるか、今後どうなるか、わかりません。」

そして、検査を重ねていった結果、息子は水頭症と診断されます。水頭症とは頭蓋内に過剰な髄液がたまり脳を圧迫する症例です。これが続くと、脳の成長が阻害されて委縮してしまい、数々の障害を引き起こしてしまいます。しかし、早期手術をしたくても、体が小さすぎて今すぐの手術も難しい状況。早く何とかしてあげたいのに何もできない、私たちは無力感・不安感に襲われました。

そんな中でも、息子の懸命に生きようとする姿が私たちの支えでした。目も見えず、自力呼吸もできず、人工の管がないと生きることができない。けれど、大人の手のひらほどの小さい体で懸命に生きようとしている。その生きる姿に、私たちは励まされていました。

「大丈夫！　きっと大丈夫だから！」

そんな楽観的なセリフで、何度もお互いを励ましあっていました。いや、無理やり楽観的な言葉を発し続けることで、不安で押しつぶされそうな自分たちの心を守っていたのかもしれません。

息子に向けて、私たちは「朋克（ともかつ）」という名前をつけました。

「出生のハンデやこれから訪れる数々の困難をも『克服』する強い意志をもった子に育ってほしい。そしていつか、共に助け合い、共に成長していけるたくさんの友人『朋（とも）』に恵まれてほしい。家族・友（朋）と支え合いながら、これから起こるどんな困難をも克服していけますように……。」

立派でなくてもよい、偉くならなくてもよい、ただ健康に元気に育ってほしい！　私たち両親の実直な想いを心いっぱい込めて名前をつけました。

生後3カ月、ようやく体重が2000gを超えたところで、脳の手術に踏み切ることができました。手術は無事成功し、経過も良好でした。良好そうに見えたのです。

術後に、初めて脳のMRI撮影をしました。見せられた息子の脳の断面写真、それは本来あるはずの小脳がほとんど映っていなかったのです。小脳の萎縮という残酷な現実を突きつけられたのでした。

立てない。
歩けない。
喋れない。
たくさんの〝できない〟未来が波のように押し寄せてくる。

「障害」
これまで私たちの人生では無縁だったこの言葉に、突然向き合うことになったのです。

妻の手記より

長女の出産が順調だったこともあり、まさか二人目でこんなことになるとは……。大量出血しながらよろよろと産院に着いたときも、何が何だかわからず、「大きな病院に搬送する」と医師から告げられたときに、「そこまで大変なことになっているのか……？」と、どこか冷静さも持ち合わせていました。

ですが、病院に着いてからはだんだんと吐き気も強くなり、とにかく何とか楽にしてほしい、と。でもまさか出産に踏み切るなんてことは思ってもいませんでした。ただただ、ややこしい時期の２歳の娘が心配でした。

緊急出産後、重度の貧血で起き上がれず、息子に会いに行けたのは出産から2日後。

小さくて赤黒い、だけどしっかりした人間の姿をしていた息子。可愛いという感情よりも、どこか不思議な気持ちで目の前にいる生命体を見つめている自分がいました。自分に今できることは何だ？　と。入院期間は、搾乳と体力回復に努めることが大事と考え、息子の状態は医師や看護師に聞く以外は調べないようにしていたのです（夫はたぶん色々調べていたんじゃないかな……）。

退院後も貧血のため無理はできず、実母と一緒に娘のお世話をしながら、合間に搾乳。週末に病院に持って行っても、体の小さい息子が飲める量は少なく、溜めていた搾乳を泣きながら捨てることもしばしば。

息子の状態を聞いても、見た目は普通の赤ちゃんですから、「障害」という言葉を文字として突きつけられても

「実感はほぼない状態」で、この時期は過ごしていました。

2 将来どうなるかわからない……不安と葛藤

医師から衝撃的な事実を告げられて以降、**「これから一体どうなるんだろう…」という深い不安感**に心が押しつぶされそうになりました。

幸いなことに、息子は手術後の経過も良好で、5カ月間のNICU生活を経て無事に退院し、家族4人の生活が始まりました。後頭部にある手術跡や体調管理にさえ気をつければ、日常の生活を送ることができました。すやすやと幸せそうに眠るわが子の姿を見て、

「この子は、きっと大丈夫！」

「成長が少し遅いだけで、きっといつかできるようになるさ」

と無理やりにでも自らを励まし続けました。

そして、1年が過ぎました。

一般的な赤ちゃんなら生後6カ月頃で自然にできる寝返り、息子はまったくその兆候があり

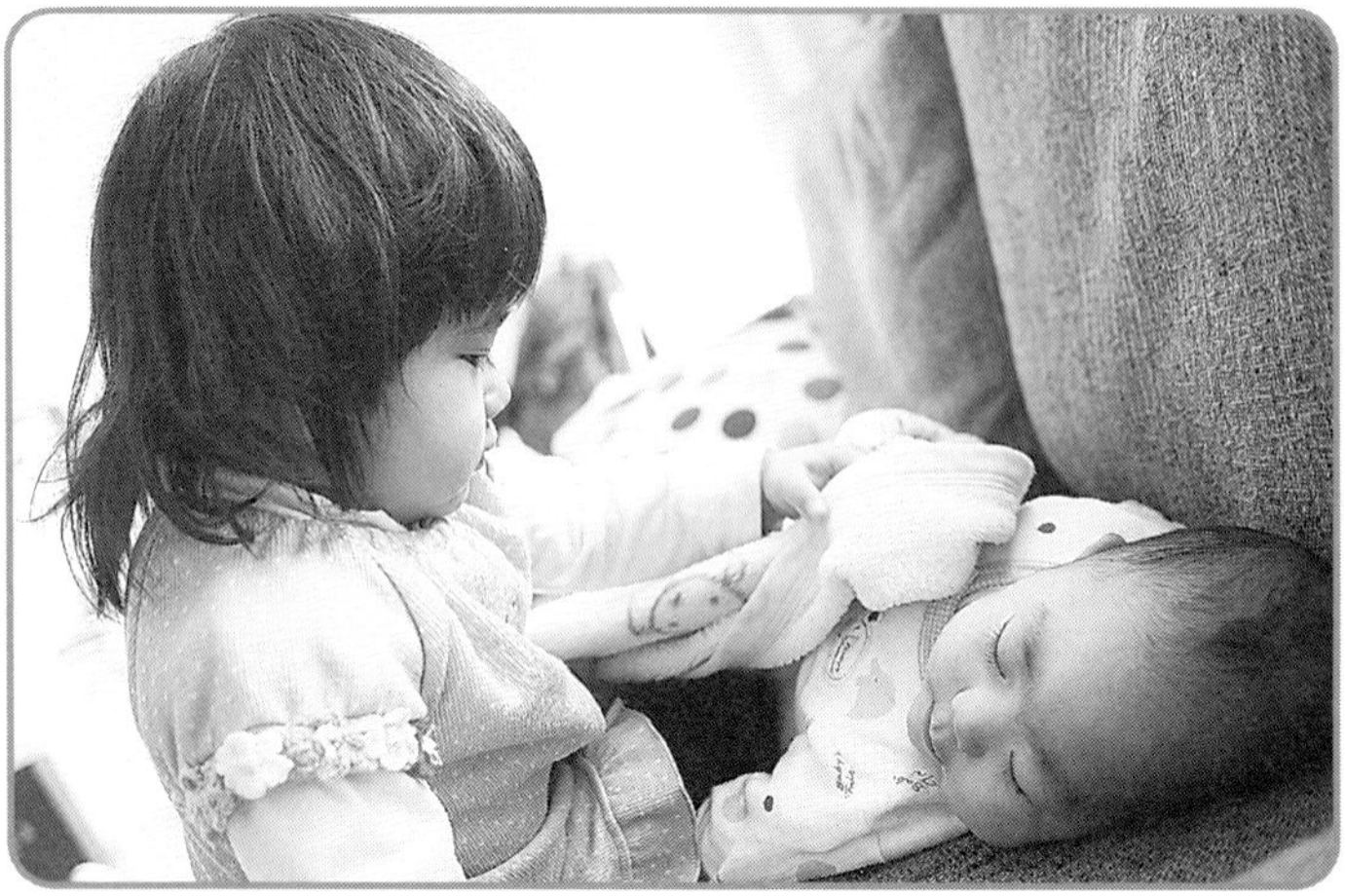

ません。足はだらんと脱力しっぱなし、足を使おうとする兆候もありません。

「ともくーん」と呼びかけてみる。

……反応なし。

果たして聞こえているんだろうか？　呼びかけへのリアクションも薄いので、正直わかりません。

発育検診で病院を訪れた際、同年代の子どもたちが立ち上がりお話ししている様子を目の当たりにして、「そっか、お話しできるんや……」と、モヤモヤした感情もたくさん湧きました。子どもの発育に関する問診票で「できない」欄に全部チェックをつけていくのがつらくて、検診自体に足を運ぶのが億劫になってきました。

公園で仲良くなったお母さんから「何歳ですか？」と聞かれて「1歳くらいです」と答えたときの申し訳

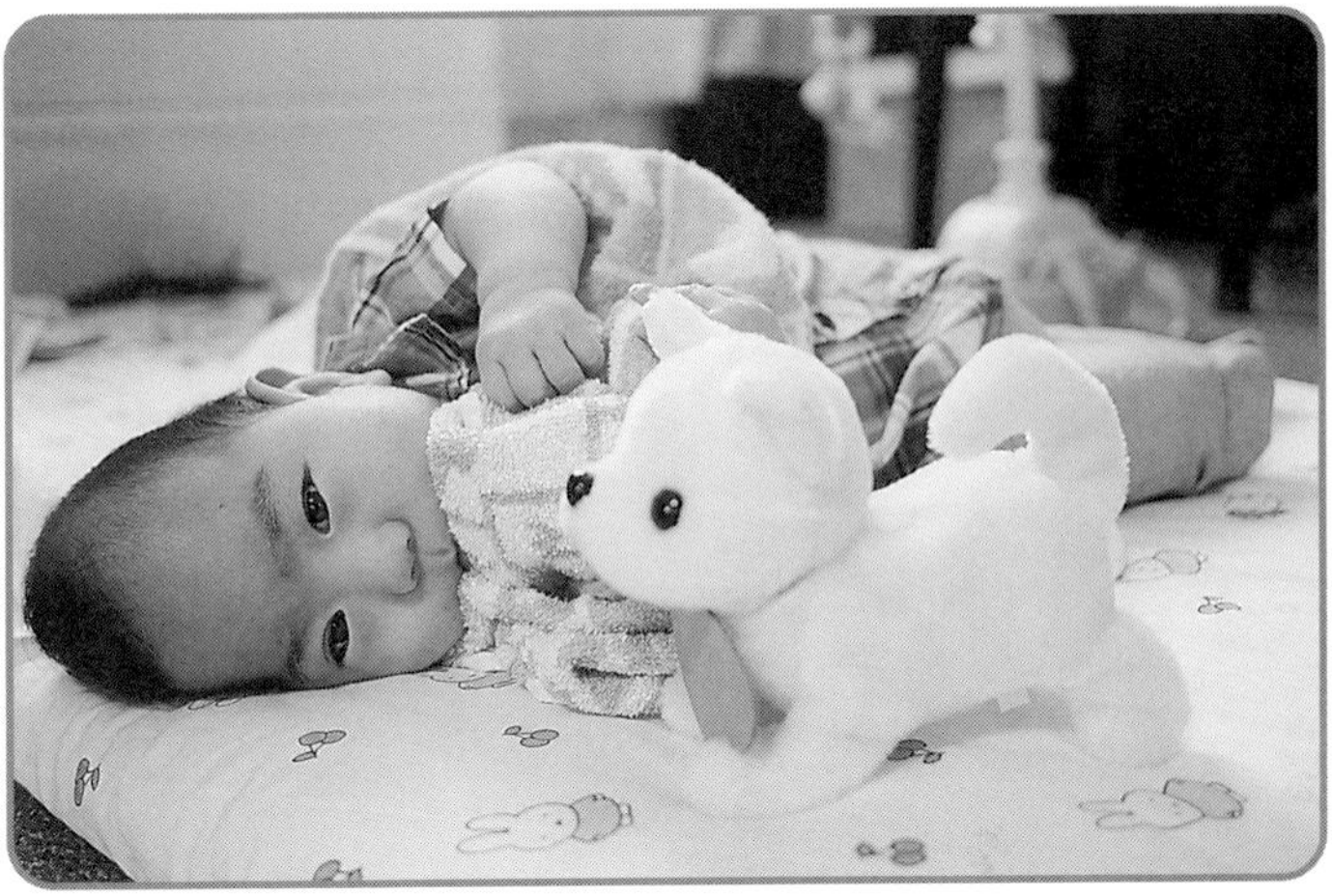

なさそうな反応に、胸が痛くなりました。

明らかに普通の1歳とは違う。交付された身体障害者手帳の「脳性麻痺」という文字にトドメを刺されたかのように、ガツンと現実を認識させられました。

周りの子との明らかな違い、たくさんの「できない」ことが可視化され、「障害児」という現実を目の前に突きつけられました。

「この先、この子は一生何もできないんじゃないだろうか？」

そんなネガティブな不安感が日を追うごとに大きくなり続けていったのです。

3 周りと比べることをやめて、見えたこと

一生歩けないかもしれない
一生しゃべれないかもしれない
そんな不安感に襲われ続けたとき、ふと、ある言葉が頭をよぎりました。
「できないことを嘆くのではなくて、少しでもできることが増えたら、それを精いっぱい喜んであげてほしい。」
息子に「障害」があると判明した日、当時息子の担当医師からもらった言葉です。このときは、この真の意味を十分に理解できていませんでした。
「きっと大丈夫！」と自分たちの気持ちを奮い立たせて、とにかくできることをやりました。少しでも成長の刺激になれば、と毎週のように公園やショッピングモールなど、いろいろな場所に連れて行って、多くの刺激のある環境で過ごすことを繰り返してきました。「今ならまだ間に合う、なんとかしなければ！」と、正直すごく焦っていたのかもしれません……。そのたびにリアクションの薄い息子を見て、周りの同年代の子どもの表情豊かな姿と比べてしまって

不安感と焦りは増すばかりでした。

しかし、そんな焦りの中で、私たちはただ見えていなかっただけでした。息子は、ほんのわずかなことかもしれないけど、ものすごくゆっくりかもしれないけど、確かに成長していたのです。

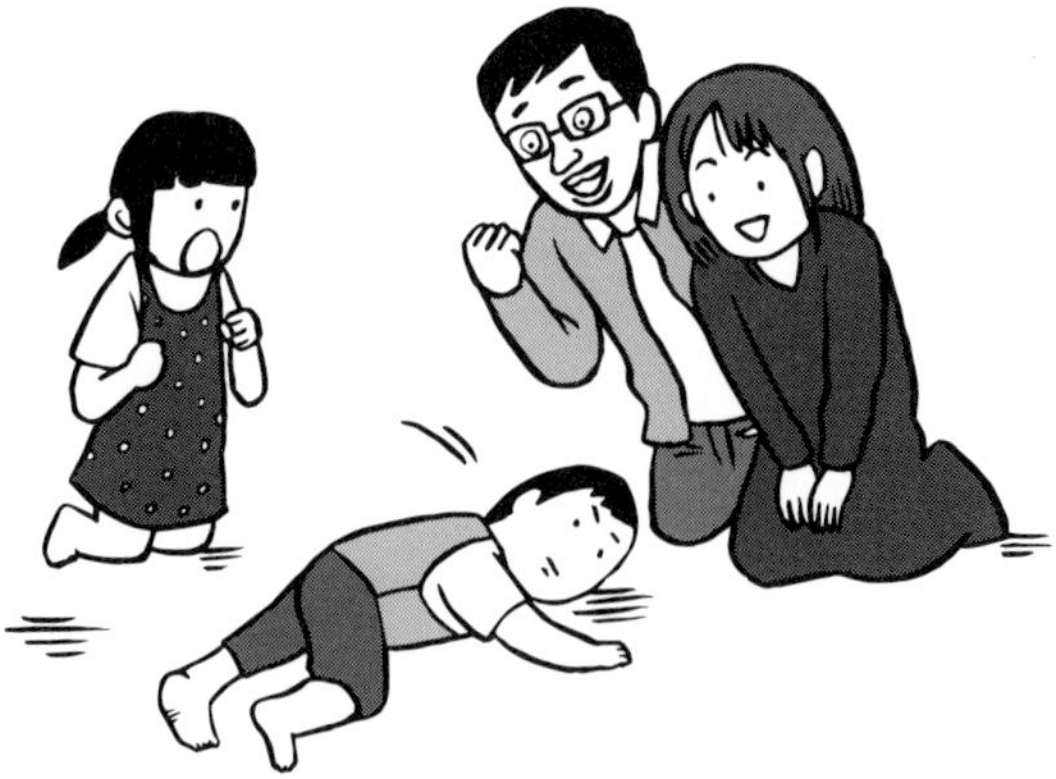

先月は1秒だった首上げ、なんと3秒もキープできるようになった！

「ともくん」と名前を呼びかけたら、3回に1回は「ふーん」と声を出すようになった！

ちゃんと言葉、聞こえてるんだ。

初めておせんべいを一口かじれるようになった！

ちゃんと自分で持って口に運んでいる！

普通に生まれた赤ちゃんにとっては当たり前に過ぎていく出来事かもしれないですが、わが家にとってはその小さな出来事の一つ一つが拍手喝采で喜ぶような一大イ

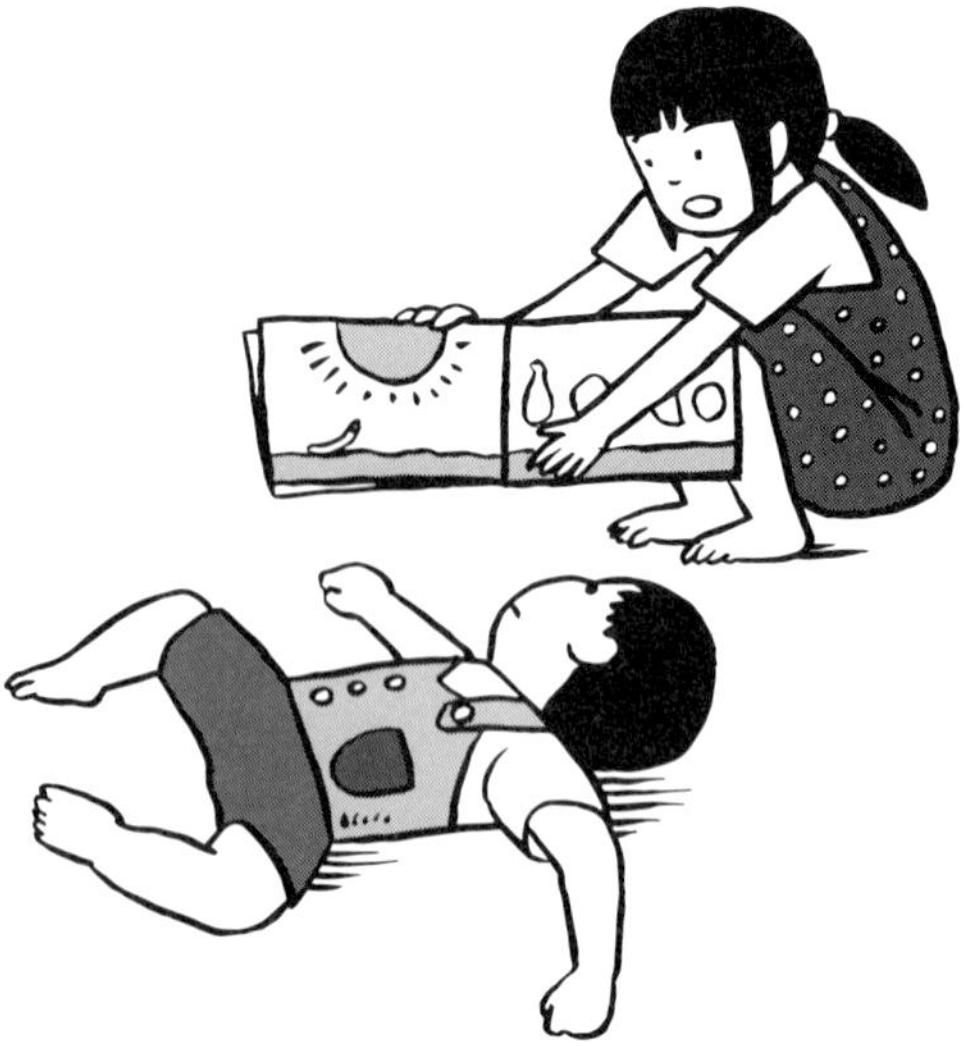

ベントなのです。

そう、「できない」と言われていたからこそ、「できる」姿が見えたときの喜びは倍増だったのです。

医師から言われた

「少しでもできることが増えたら、それを精いっぱい喜んであげてほしい」

この言葉のもう一つの意味

「周りの子どもたちと比べるのではなく、その子自身のできることと向き合ってほしい」

これに気づいたとき、胸にたまった重たいものがふっと軽くなり、見える世界が広がったのです。それからというもの、毎週行ってた公園への足取りも軽やかになりました。周りを気にせず、息子がどのような景色や遊び方に興味を持つのかを観察するのに注力するようになりました。わが子のわずかなリアクションを逃さず見つけ、そのたびにオーバー気味にでも全力で喜べるようになりました。

そして、そんな小さな変化を重ねていった2歳前のある日、ついに息子が自力で寝返りを打ったのです。これまで寝返りの徴候はあったものの「もう数カ月かかるかな」と気長に待とうとしていた矢先に訪れた大きな成長。その瞬間、妻は喜びのあまり涙を流して、家族で大喜びしました。

周りの人と比べることをやめてみる。比べるべきは、過去の自分たちだ。

昨日までできなかったことが、今日できるようになった。
明日はもしかしたら、ほんの少しできることが増えるかもしれない。
ほんのささやかな成長を一緒に喜んでいけるのはとても幸せなことだと実感するようになりました。

この考え方は、障害があろうがなかろうが関係ないのです。私たちは、仕事や友人、多くの人間関係の中で過ごしていると、つい周りを見渡して他人と自分を比較してしまい、他人を羨ましがったり、自分に劣等感を抱いてしまうこともあります。しかし、こうして周りと比べるのをやめることで、自分自身のやりたいことに集中して向き合うことができました。また、周りの人が、競争者ではなく、自分を援護してくれる協力者として見えるようになり、相手の良いところを上手に吸収しようとポジティブに過ごせるようになったと感じています。障害をもった息子がいたからこそ、真に気づくことができた視点でした。

4 考え方を変えれば、「できる」は作れる

誰かと比べず息子自身に向き合ってその可能性を広げてみよう！

そう決めてからは、息子の「できる」を広げるために自分は何ができるだろうか、と考えるようになりました。その過程で、

「当たり前」と捉えている前提を変えてみる

ことがこの子の選択肢を広げるのだと気づいたのです。

そのきっかけが、息子の通っていた保育園の運動会でした。運動会の定番競技にかけっこがあります。しかし、歩くことができない息子は自力で参加ができません。先生が車椅子を介助して走る参加方法も考えられますが、それは息子が自分で競技を楽しんでいるわけではないの

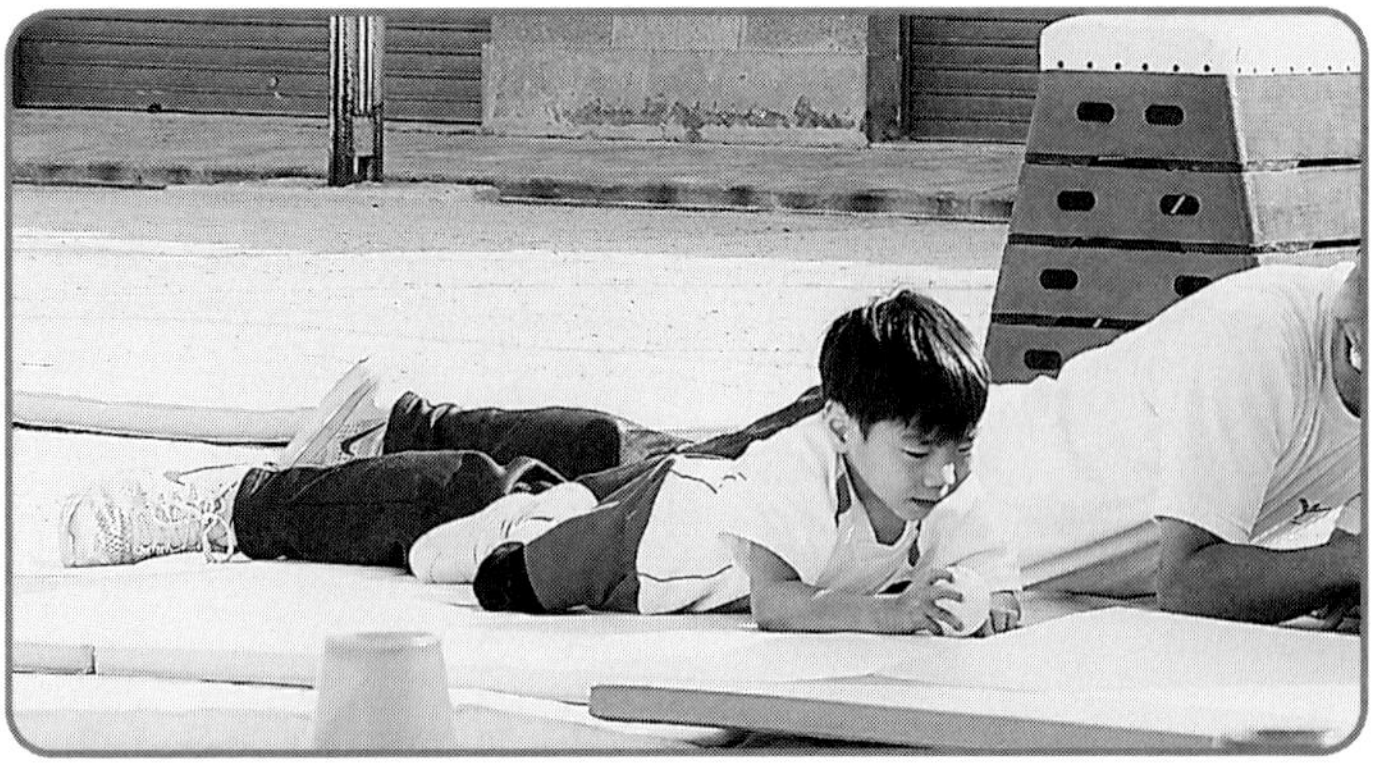

で、本当の意味で参加したとはいえません。そこで、保育園の先生方は、歩けない息子でも自力で参加する手段として、息子が得意なずりばいをいかした競技を考案してくれました。ボールを拾い、ずりばいでボールを運び、自分だけの力でゴールを目指す競技。「走ってゴールを目指す」という当たり前を見直し、息子の得意なずりばいにルールを変え、「自分の力で前に進む」選択肢を作ってくれたのです。先生や友達も一緒にずりばいをして応援してくれる中、息子が自分の力で前に進む姿を見て感極まりました。息子は、本当の意味で運動会に参加できたのです。

当たり前の前提が変われば実現手段は増える。
その子の得意な手段で可能性を広げられるんだ。

この出来事は、私にとっても大きなターニングポイントでした。私は医師でも療法士でもないので、息子が歩けるようになるにはどうサポートすればよいかわからず、もどかしさを感じてきました。しかし、この当たり前を変えてみたら、どうだろうか？　自分の得意分野を活かして当たり前を変えられたら、息子の「できる」を広げられるのではないだろうか？

そう考えるようになってからは、できる限りの機会を作り、福祉関連の展示会に足を運びました。そこで私は、障害をもった人たちに向けた工学アプローチの可能性を感じたのでした。立った状態で動き回れる超電動車椅子、上肢が動かなくても手の代わりに動かせるロボットアームなど、障害のある人たちの手足の代替になりえる機器がそこにはありました。それまで福祉工学を知らなかった私にとって、まさに「未来は明るい」と興奮を覚えた出来事でした。息子が自分の手足を自由に使うことが今は難しくても、テクノロジーが進化していつの日かそれを使いこなせることができるようになれば、彼の「できる」を実現できるのではないだろうか？

工学技術が息子の新たな道を開くことを信じ、私はテクノロジーを駆使して、息子に活かす方法を考え始めました。

5 自分の得意なことを、家族や大切な人のために

私の得意なことは、モノづくりでした。

大学時代は電気電子工学を専攻し、電子回路やプログラミングを学んできました。そこから、大手家電メーカーに就職し、映像オーディオ家電機器の開発に携わってきました。大学時代に合唱サークルで活動していたことも影響して、「自分の得意なこと（電気モノづくり×音楽）で誰かを喜ばせたい」と、この仕事を選んだのです。

そんな自分が、こうして「障害」の分野に向き合うことになり、果たして家族のために何ができるのだろうか？　自分は何のために働くのか？　あらためて見つめなおしました。

そして決断したのです。

そうだ、自分は一人の父親として、一人のエンジニアとして、**障害があるが故に「できない」と不安に感じることを解決するものを作りたい。目の前にいる家族の未来に直結する形で働きたい**、という想いにたどり着きました。

その中でも、特に息子の手足を直接的に代替できるテクノロジーとしてロボティクス技術の

可能性に魅せられた私は、ロボットの研究開発にジョブチェンジすることを決意しました。自社内でちょうどロボット車椅子に関する研究プロジェクトがあることを知った私は、そのプロジェクト部門に単身で熱烈アピールを重ねると同時に、所属部門のリーダーに「わが子の将来のための技術を作るため異動させてほしい」と想いを素直に伝え、直談判を重ねました。素直に想いを伝えたことで、当時の上司や周囲のメンバーにも温かく送り出してもらえて、ロボット技術者としての一歩を踏み出すことができたのです。

しかしその一方で、企業活動の中だけでは、息子の超具体的な困りごとを解決するのは難しいことも感じていました。大企業で開発を進める場合、ビジネス規模を求められることも多く、構想・調整・開発を進めるのに長い時間が必要となりがちです。子どもの成長は著しく、超具体的な困りごとであればあるほど、必要なのは3年後ではなく「今」なのです。ならば、

企業活動としては難しい、まさに「今」必要な超具体的な困りごとの解決は、個人的に手を動かしてやればいい

という発想に行き着き、息子や家族、友人たちの直面している具体的な困りごとに焦点を当て、解決するためのモノづくり「家族のためのモノづくり」を個人活動としてスタートしたのです。

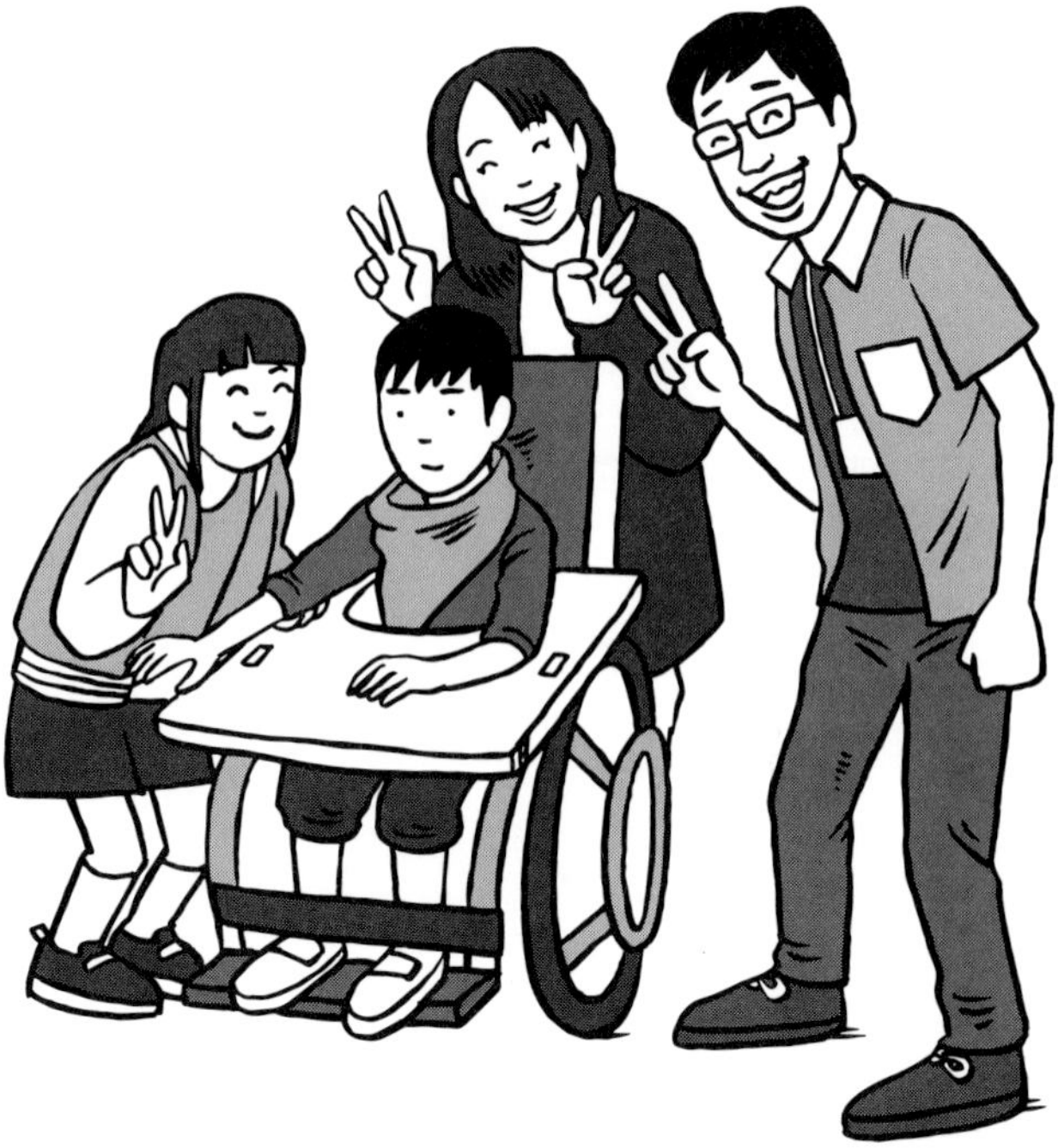

当事者家族 × エンジニア

二つの強みを活かした
「家族のためのモノづくり」活動をスタート

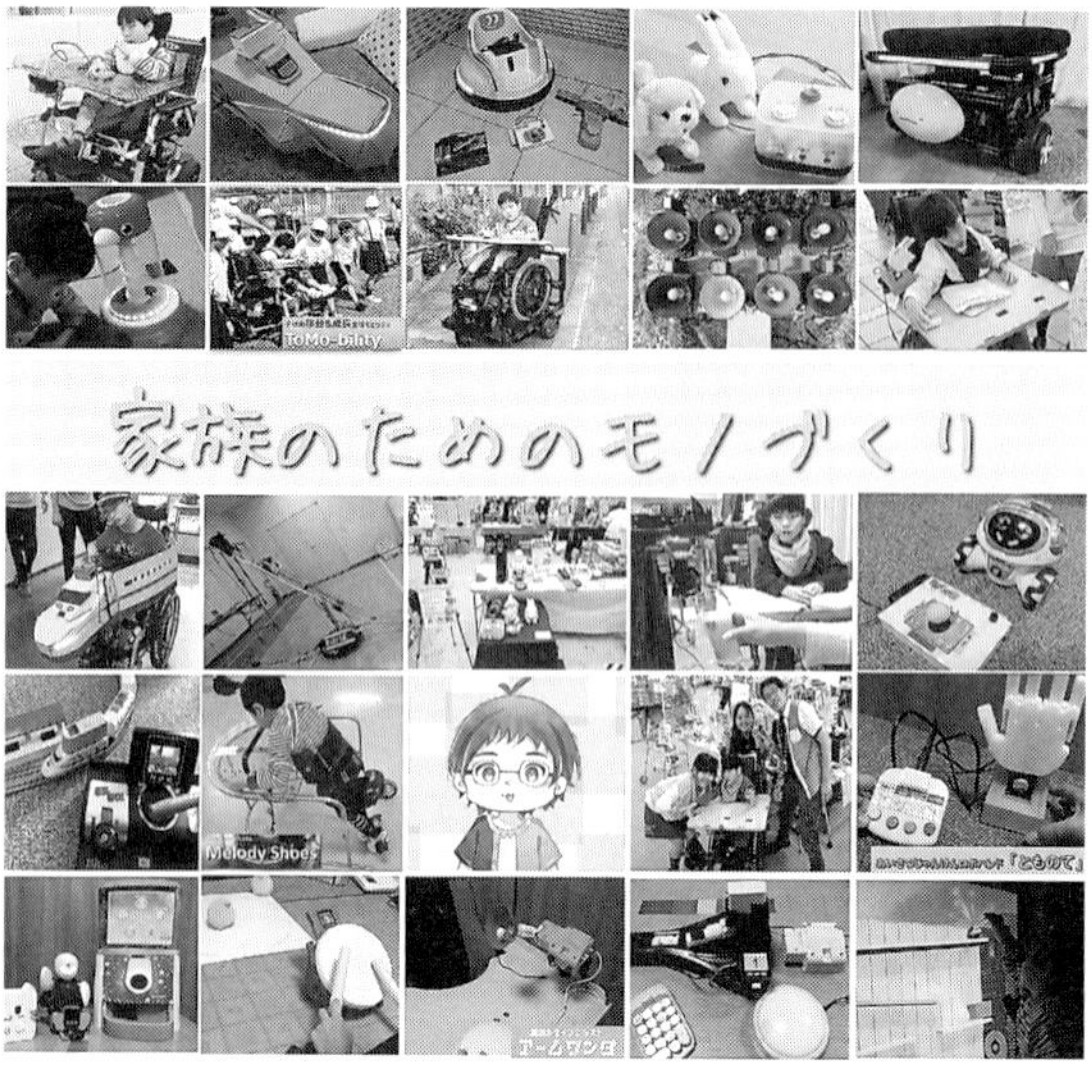

6 大切な誰かのために、失敗しても作り続ける

「家族のためのモノづくり」を決意して以降、息子や家族の日々の困りごとに寄りそった自作リハビリ機器や改造おもちゃ、ロボットなどの発明品をたくさん作ってきました。試作品は5年間で数えられる分だけでも150個は超えています。もちろんその全部が息子や家族の困りごと解決に直結したわけではありません。その多くは失敗作だったりします。しかし、手を動かし、作り続け、「作る」↔「使う」を繰り返していくこと、失敗も含めて積み重ねたこと、試行回数の多さは大事だと感じています。

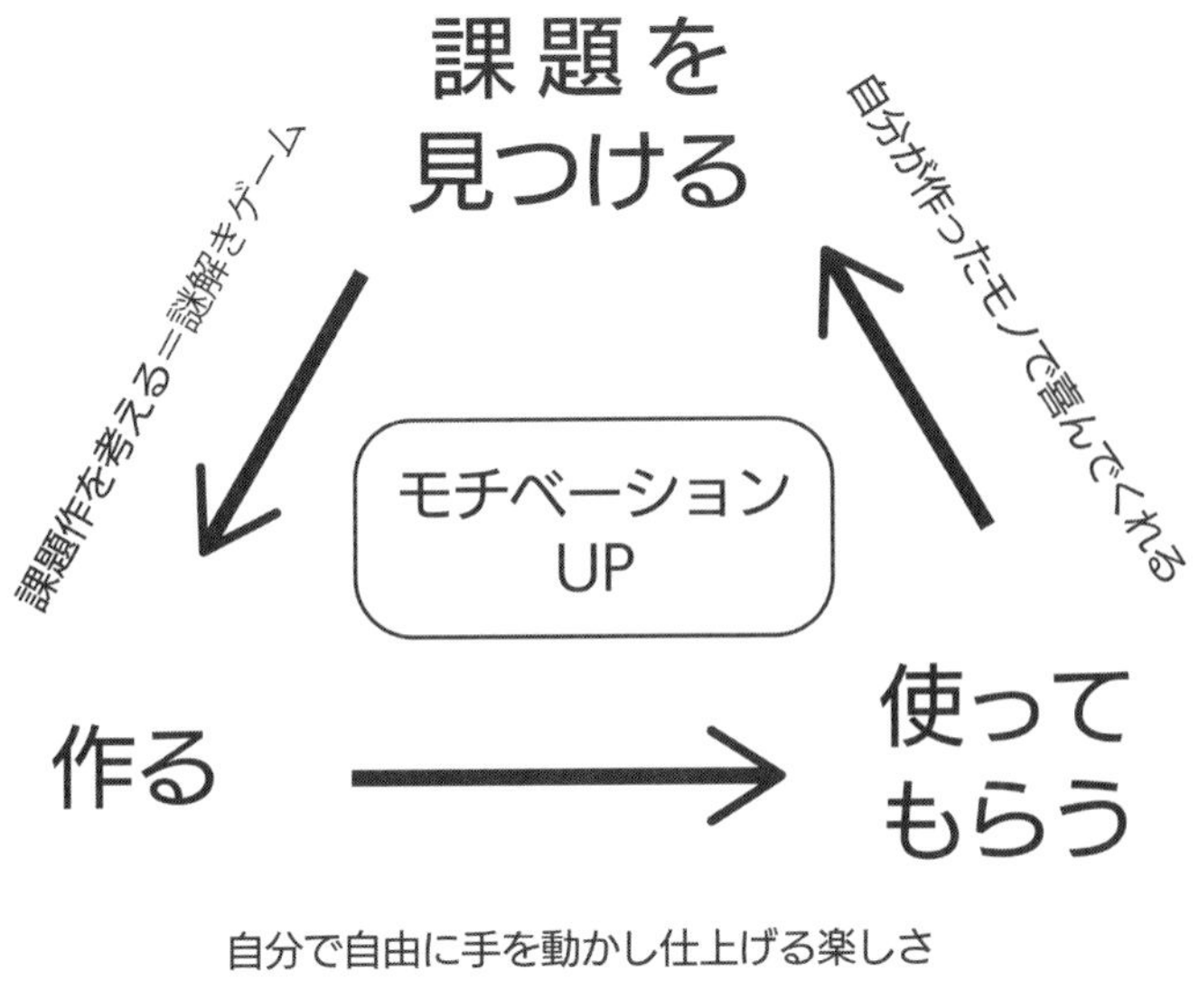

家族、友達、必要としてくれる人たち
大切な誰かのためにモノづくりをすることにより生まれる好ループ

「作り続ける」ことにおいて、一番大事なのはモチベーションです。息子など使ってくれた人の満面の笑みや喜んでくれている姿を見ることが一番のモチベーションアップに繋がりますが、実際はなかなかそううまくいかない。特に子どもたちは面白くないと感じたらすぐに飽きて、使わなくなることもしばしば。そんな失敗が続くと、ずーんと落ち込んでしまうこともたくさん。

そんなとき、モチベーションを支えてくれる存在の一つ、それが気の合う仲間です。私は、「大切な人のためのモノづくり」というコンセプトで、製作した発明品を積極的にＳＮＳなどで発信してきました。それにより、このコンセプトに共感してくださる方、気の合うモノづくり仲間や同じ当事者・支援者仲間をたくさん見つけることができました。そこで出会った障害当事者の友人、モノづくり好きの友人らと意気投合して、当事者×エンジニアの集まるコミュニティでのモノづくり活動にも積極的にかかわるようになりました。開発したものを当事者に使ってもらう中で、「すごい！」「これは楽しい」などの嬉しいリアクションをいただき、製作モチベーションを高めてもらったのです。そのモチベーションやノウハウを息子や家族向けのモノづくり活動へと還元していくのです。

また、「家族のため」「友達のため」に加えて、最近では「必要としてくれる誰かのため」のモノづくり活動も展開しています。これまで息子や家族のために作った発明品を、同じ困りごとを持つ障害当事者・支援者に向けて製作提供することを進めています。妻と共に「ＯＧＩＭＯテック開発室」という屋号を立ちあげ、依頼製作はもちろんのこと、障害当事者の集まる福祉イベントへの出展展示や発明体験会、講演活動も精力的に行っています。私たちの困りごときっかけで生まれたモノが、他に必要としてくれる子どもたちの役に立てないだろうか、と始めた活動。これも何よりも私たちのモチベーションにつながってくれるのです。

息子、家族、友人、同じ困りごとを抱えた子どもや家族に向けて取り組んできた
「大切な誰かのためのモノづくり」
ここで得られた多くの気づきを、各キーワードに従って、次章から紹介していきます。

OGIMO テック開発室

当事者・支援者など
必要としてくれる
誰かのためのモノづくり活動

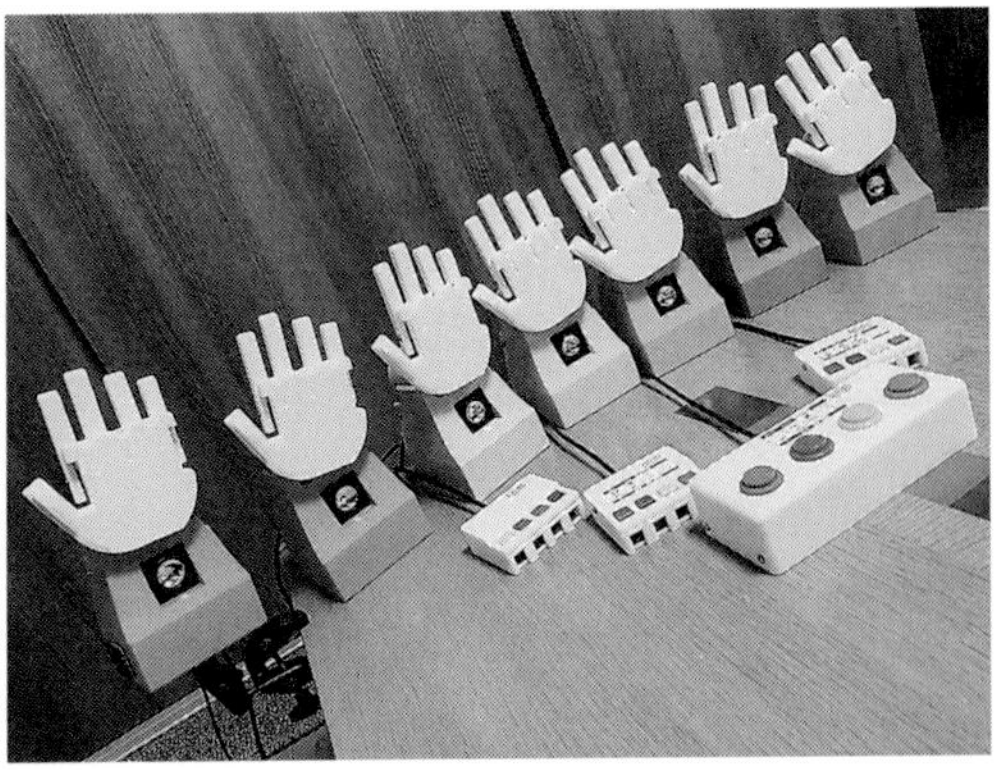

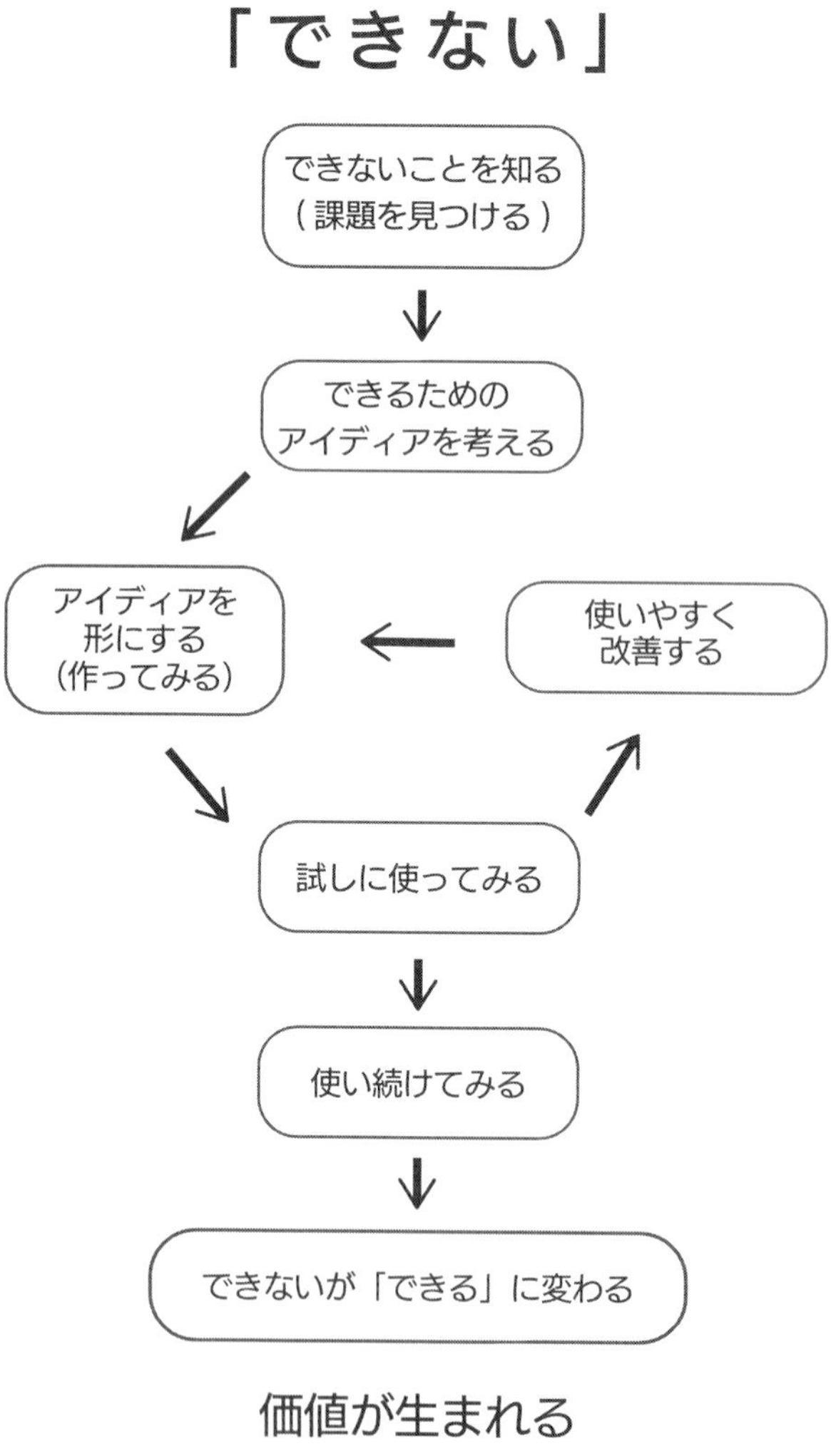

【大切な誰かのためのモノづくりの流れ】

Phase 2

今できる手段で、まず試してみる！

1 「押したら動く」スイッチで、まず市販品を試してみよう

私が、モノを作り始める前に必ず考えるのは**「既存の市販品がつかえないだろうか？」「自分で作るべき部分はどこなのか？」**ということです。

私たちの周りには、たくさんの市販品で溢れています。１００円ショップやＥＣサイトを使えば、「欲しい」と思いついた翌日には現物を手に入れることができます。当事者の困りごとのニーズにぴったり合致する市販品は難しいかもしれませんが、それに近いモノ、望む機能の6割程度のモノなら存在する可能性があります。そのニーズに近い市販品を手に入れて、当事者本人が簡易的にすぐ実験&体験することができれば、本当に必要な機能や足りない要素が具体的に見えてきます。そうなれば、市販品に足りない機能やフィットしない部品を改造するなど、作る必要性が判断でき、迅速に次の段階に移行できます。作ることを目的にするのでなく、**今できる最速の手段で試してみるために、安価な市販品は魅力的な部品なのです。**

しかし、肢体不自由の当事者が市販品を操作する際には、コントローラが小さくて直接操作

するのが困難な場合が多いのです。そこで、その当事者が押しやすいスイッチを接続できるように改造を行うことで、「押したら動く」市販品を作ることができるのです。

乾電池式の市販品であれば、BDアダプタというデバイスを乾電池と本体の間に挟めば、その市販品をスイッチで動かすことができます。ACコンセント機器であれば、最近ならばSwitch Bot®などスマートフォンから電源ON／OFFを操作できるデバイスも使えるでしょう。もし改造が難しければ、当事者用のスイッチにLEDライトをつけて、そのLEDライトの点灯／非点灯を見ながら介助者が市販品の電源をこっそりON／OFFする手段も有効です。大事なのは、当事者自身が「自分で操作して動かす」ことを試せる環境をすぐに作ることです。

思いついたらすぐ試す。

息子とも、とにかく思いついたらすぐトライアルを重ねてきました。例えば、息子は、息を吹きつけることができず、シャボン玉遊びをしたことがありません。あるとき公園に行った際、他の子どもたちがきゃっきゃっと吹いて遊んでいるシャボン玉を息子がじっと見つめていたことがありました。

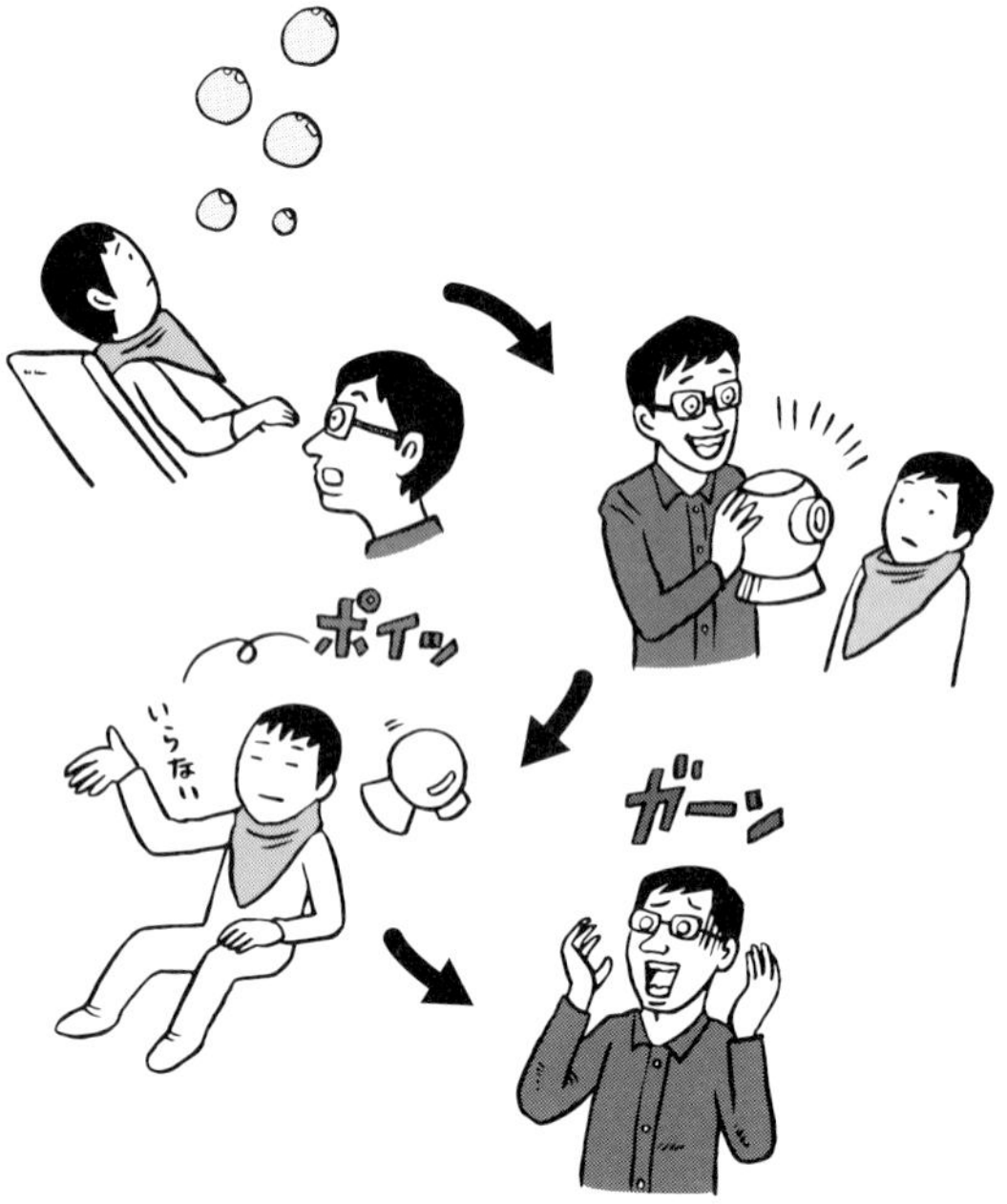

「もしかして、この子はシャボン玉を飛ばしたいのかな？　興味あるのかちょっと試してみたいな」と息子も遊べるシャボン玉の発射方法を考えました。そこで、ＥＣサイトで見つけた電動シャボン玉装置を購入し、その翌日に入手しました。早速、スイッチ部分を改造して息子専用スイッチでシャボン玉が大量に飛び出る装置を作りました。思いついた翌日には、もう息子がトライアルできる環境ができたのです。

早速、息子に使ってもらいました。しかし残念ながら、息子は数回ほどスイッチを押した後、「もういらない」とばかりにスイッチをぽいっとほうり投げて飽きてしまいました。思いついてから、わずか2日で本プロジェクトは終了したのでした（笑）。
もし、この電動シャボン玉を自作する判断をしていたら、この同じ結論に至るまでに2週間以上の時間を使ってしまったかもしれません。その時間があれば、もっと別のアプローチを試すことができ、より良い解決作が作れるかもしれません。

思いついたら、市販品もうまく組み合わせながら、すばやく試してみる。

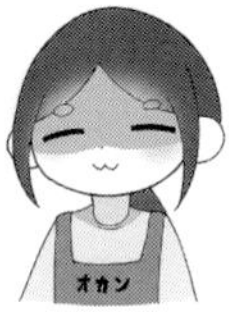

オカンのひとこと

常に斜め上からのリアクションが返ってくる息子！
電動シャボン玉機が届いた日、すぐに嬉しそうにマンションのベランダで試したなぁ？
試すのはいいことやけど、片づけはいつも私……。
掃除したらしばらく床から泡が出てきたのよ。

2 用途の異なる市販品を工夫して使ってみよう

市販品をうまく活用することは、当事者にいち早く試してもらう観点でもとても良いアプローチです。ただ、その困りごとを直接解決できる市販品が見つからないこともよくあります。しかし、全く用途の異なる市販品でも少し工夫を加えることで、当事者のやりたいことを実現できるデバイスに変えることができます。

実例1 ろうそく吹き消し装置でハッピーバースデイ

子どもたちが楽しみにしている誕生日パーティ。その醍醐味の一つは、誕生日ケーキのろうそくの火を「ふ〜〜っ!」と吹き消すイベント。しかし、息子は「息を吹きかける」という行為ができず、これまで一度も自分でろうそくを吹き消したことがないのです。

「家族イベントの定番であるろうそく消しを息子にも体験させてあげたい、何か手はないだろうか?」そんなことを考えながら、近所のホームセンターをぶらっと散歩していた時、ふと

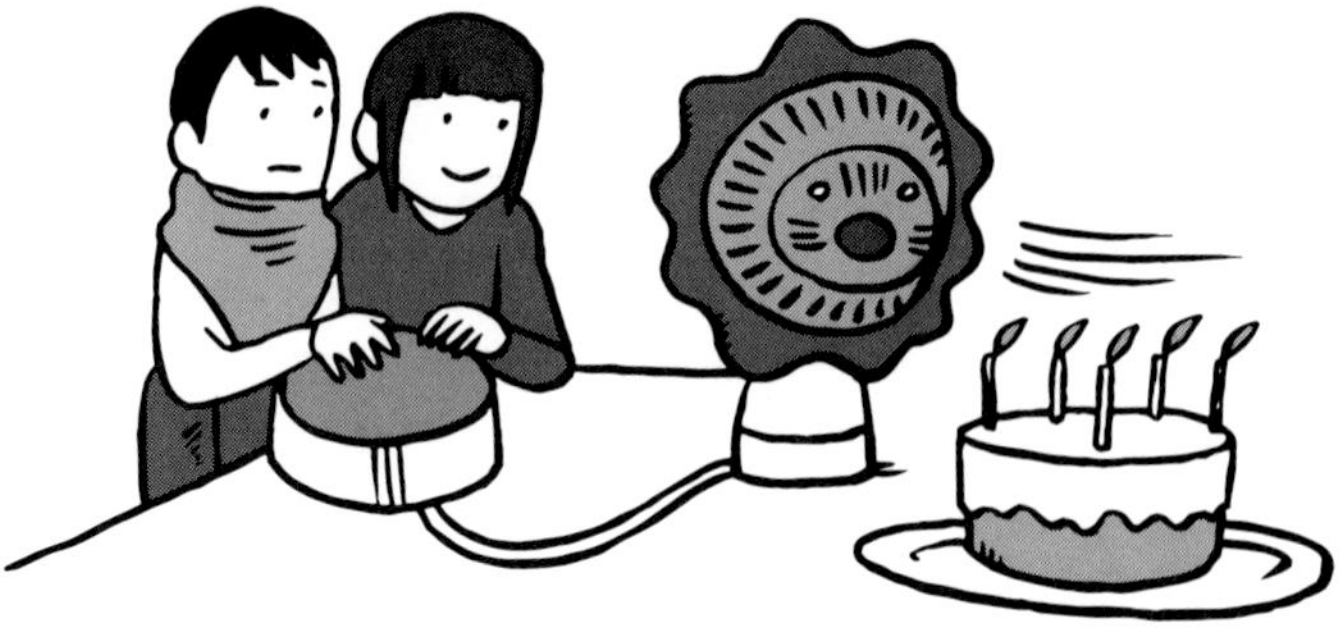

あるアイテムが目に止まったのです。それは、机に取りつけできるほどの小さな乾電池駆動の扇風機。本来、扇風機は人や物を涼ませることを目的に風を起こす装置ですが、この風の強さならばろうそくの火を消すことにも使えるのでは？「この扇風機のスイッチを息子が操作できれば、口を使えなくてもろうそくの吹き消しができるかも！」と思いつき購入。ただ、本体のON／OFFスイッチが小さく息子は操作できないため、乾電池と扇風機の接触部にBDアダプタを追加しました。息子でも押すことができる大きなスイッチをつなげれば、「スイッチを押している間だけONになる＝風を起こす」ことができるので、自分が動かしたい時間だけ風を起こせます。

迎えた6歳の息子の誕生日。家族皆で歌ったバースデイソングをBGMに、お姉ちゃんのサポートを受けながら、息子は自分でスイッチを押し続け、ろうそくの火を吹き消すこと

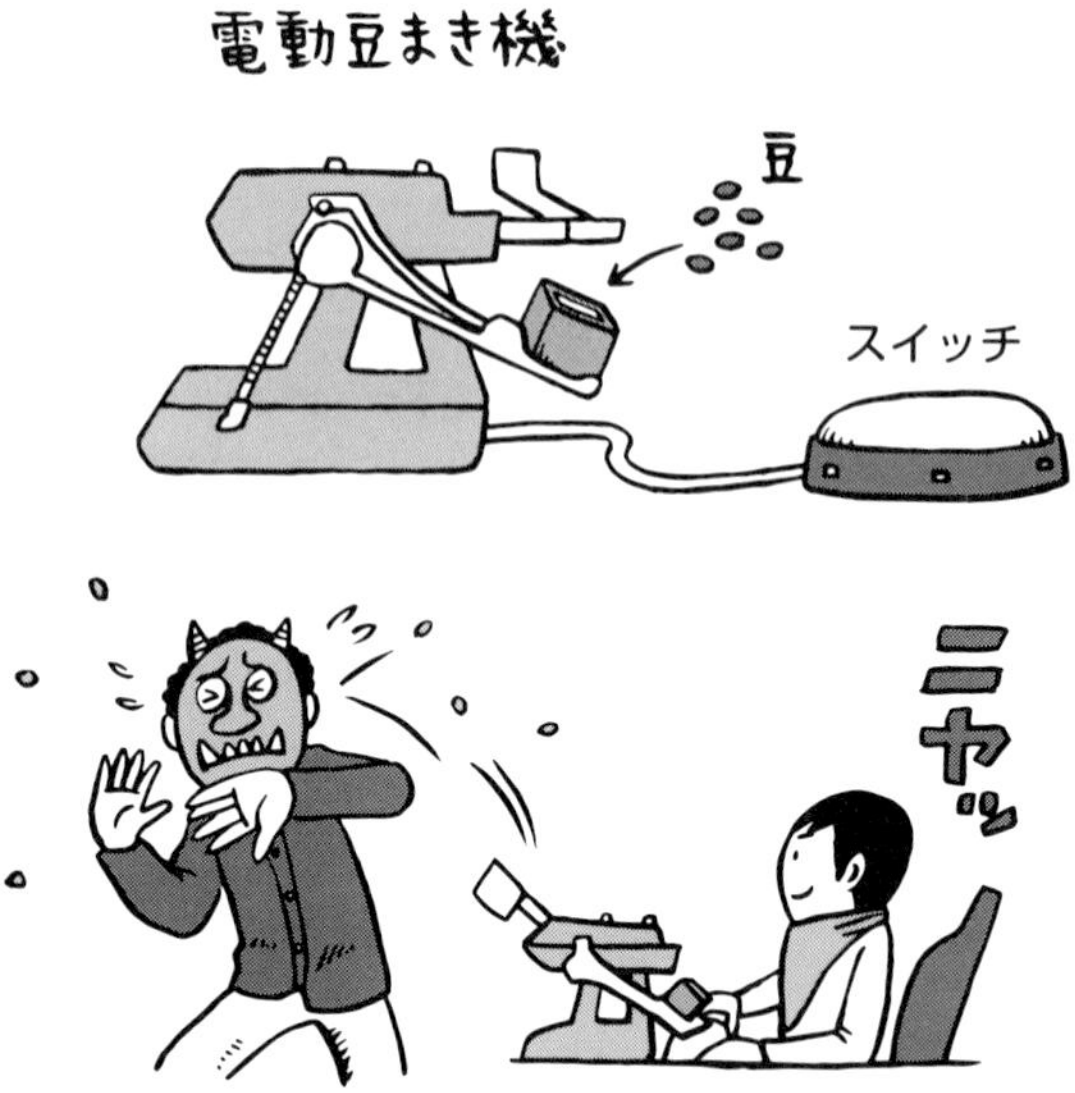

ができました。生まれて初めての誕生日イベント体験、きょとんとした息子の顔が忘れられません。多くの子どもたちが当たり前に通ってきたイベントを、息子とも一緒に経験できたこと、ほんと嬉しかったなあ。

実例2 電動豆まき装置で鬼退治！

子どもたちが楽しみにしている季節イベント、節分。わが家でも毎年、私が鬼役となって子どもたちと楽しく豆まきを楽しんでいるのですが、手の不自由な息子は豆をつかんで投げることが難しく、ただ見ているだけでした。そんな息子も参加できて、一緒に豆をまいて鬼退治する経験が作れないだろうか？

そこで思いついたのが、ＥＣサイトで購入可能な乾電池式の簡易ピッチングマシン。本来は専用の軽いボールを投球する装置なのですが、この投球用のアーム部分に小箱を取りつけ、その中に豆を入れたら、豆も発射できるのでは？　とひらめきました。そこで、前例と同様に、乾電池式ピッチングマシンのＯＮ／ＯＦＦを専用スイッチで操作できるように改造を実施しました。アームの先端には豆が納まる小箱を段ボールで作製し、豆がまっすぐ飛ぶように何度も微調整しました。

そして迎えた節分の日。はりきって鬼役を演じる私。そんな父に向かって、息子はスイッチを押して豆を発射！　私にクリーンヒット！　たまらず倒れた私に、さらに容赦なくスイッチを押し続け、トドメの豆を投げ続ける息子（笑）。息子のいたずら心に火がついた姿に、お腹がよじれるくらいに笑いまくった想い出となりました。

市販品本来の使い方の固定概念に縛られずに、異なる視点で活用方法をとらえる。

「手が動かなくても一緒に豆まきしたい」という超具体的な困りごとを解決したいという視点があったからこそ生まれた新しい価値なのです。

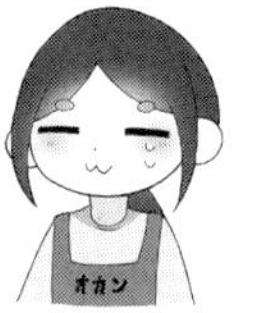

オカンのひとこと

息子に触ってもらう前に深夜に夫婦で実験したところ、豆の小箱の角度調整が悪かったのか、ものすごい速さで床へ投げ、跳ね返った豆が私の足に何度も直撃！

「めっちゃ痛いんやけど！」

……オカンの尊い犠牲があったからこそできたんやで。

3 「作る」目的の押しつけは、時に失敗への道

モノづくりを進めてくると、作ること自体や完成度を上げること自体に夢中になることがあります。技術を高める目的や、自分のために作る目的であればとても良いことですが、誰かの困りごとの解決を目的とする場合、「せっかく作ったから」と作ったモノを押しつけてしまっ

人形を使った「自動ご飯食べさせアームロボ」の実験の様子

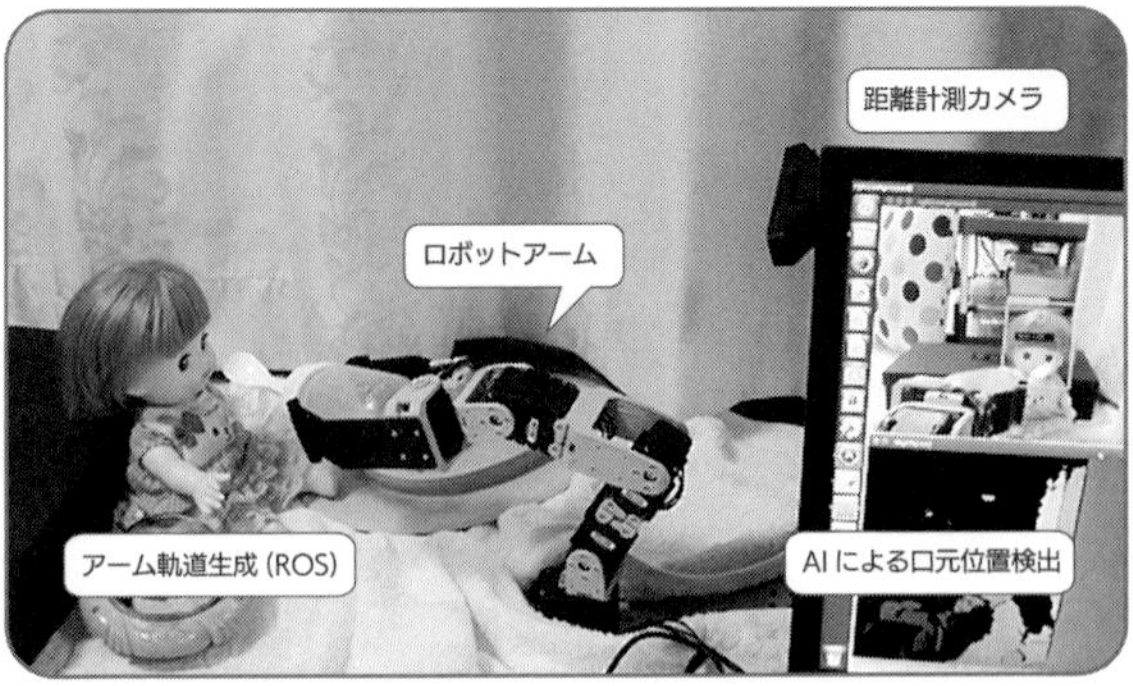

たり、作ったモノに固執するあまり目的を見失って失敗を招くことがあるのです。

事例 「自動ご飯食べさせアームロボ」

息子は自分の力でご飯を食べることができません。手の使い方が不慣れで上手にスプーンが持てず、食材をすくう動作が難しかったのです。そこで私は、このすくう動作を機器がサポートしてくれるなら、息子も自分でご飯を食べようという気になってくれるのではないかと考えました。

その頃、私はロボットエンジニアとしてのキャリアをスタートさせたばかり。「その悩み、ロボット技術で解決してやろう」と勉強したばかりの新しいロボ技術の応用に情熱を燃やしたのです。そこで、当時学びはじめたロボット用ミドルウェア(ROS)や距離計測カメラ、AI(Deep Learning)

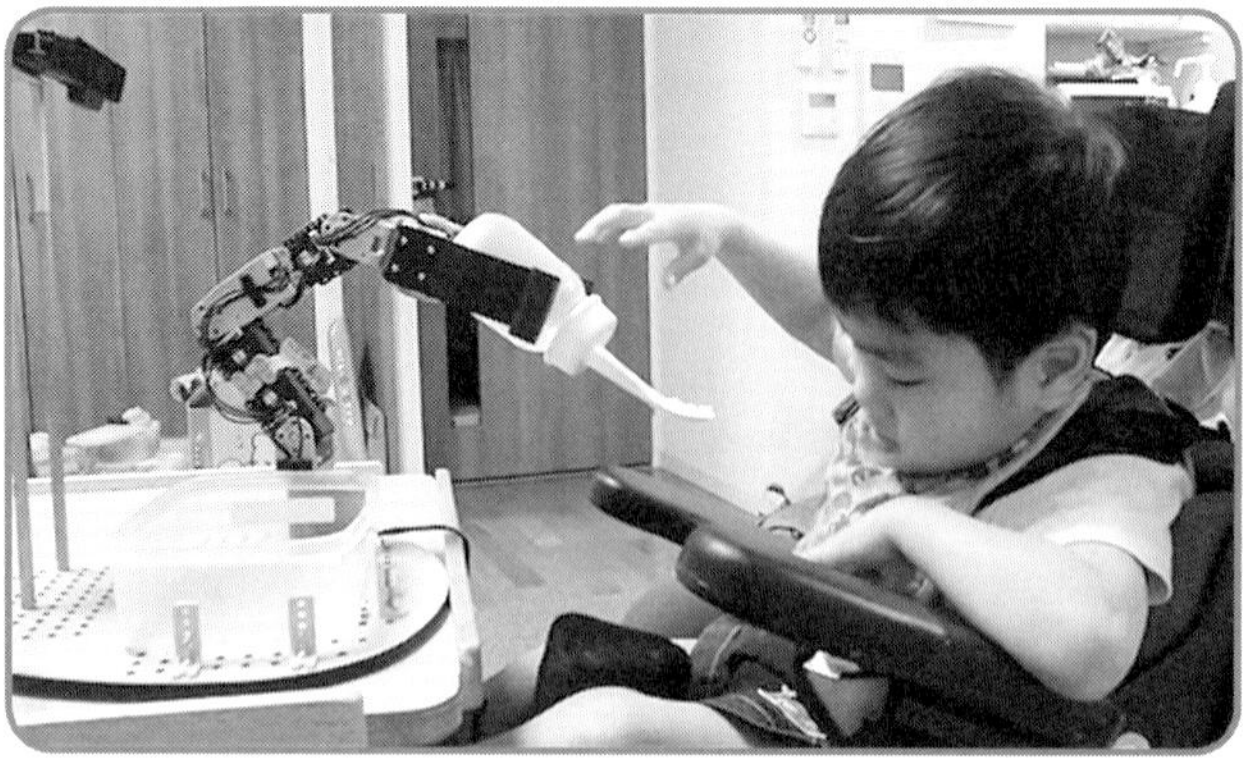

技術を駆使して機能を作りこみ、息子の顔位置と口元までの距離を正確に検出し、食材をすくって口元まで正確にスプーンを動かす制御を実現した「自動ご飯食べさせアームロボ」を約1カ月かけて製作しました。

完成したロボは技術的には申し分なく、息子の口元を正確に検出して安全に食材を運ぶことができました。しかし、実際に息子に使ってもらったところ、予想とは異なる反応が……。

息子は、ロボットが運んできたスプーンを掴み、食材をぱっと振り払ってしまったのです。何度やっても同じ結果。明らかな拒否反応……。「せっかく作ったのに」と落胆しましたが、同時に「ロボットで食べさせるアプローチ自体が息子には合わなかったのでは？」と気づきました。

その後、息子の通うリハビリ病院で作業療法士の先生に相談してみたら、「スプーン自体をとも君が持ちやすいようにしてみたらよいんじゃないか？」と、息子の手にフィットしやすいグリップをスプーンにつける提案をいただいたのです。さっそく試してみたところ、息子はあっさりとスプーンを使って食材を口に運び始めたのです。

「それでよかったんかい！」と思わずつっこんだ私（笑）。

技術的な完成度が高くても、それがターゲットユーザーに喜ばれるとは限りません。作製過程に多くの時間や労力を投じたからといって、その労力がユーザー価値に比例するとは限らないのです。

また、モノづくりが得意な人以外の話も聞いて、別視点でのアプローチ案と比較することも大事です。例えば、友人、療法士、学校の先生など、いろんな得意分野を持つ方たちに広く聞いてみると、いろんなアプローチが見つかるかもしれません。

最も大切なのは、誰のために、何のためにモノを作るのか、今のアプローチが本当に問題解決に繋がるのかを常に確認し続けることです。

自分の目で見て、耳で聞いて、当事者の困りごとの本質をしっかり掴む。

技術の押しつけになってはいけない。

かっこよく見える技術にとらわれすぎず、真の目的を忘れないようにすることが大事なのです。

オカンのひとこと

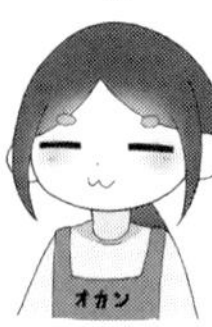

「こんなん作れへん？」って頼むことはありましたが、このアームロボに関してはまったく頼んだ覚えはなく……。じわじわとゆっくり動くアームを見て、「私が食べさせたほうが早くない？　食器早く洗いたいわ」って素直につっこんだわ（笑）。

4　3Dプリンタが「すぐに試す」を加速する

ここまで、市販品をうまく使った例を紹介してきましたが、市販品だとどうしても難しいことがあります。その一つは物理形状に起因する課題です。肢体不自由な方は物体の把持や操作方法に制約がある場合が多く、汎用的な市販品の形状だとうまく扱えない場面が多いのです。

しかし、3Dプリンタの登場は、この課題に革命的な変化をもたらしました。3Dプリンタは「当事者のニーズに合った形状パーツをカスタマイズしてすぐに作る」ことを可能にするため特に障害支援分野では大変期待の高いツールなのです。

2024年現在では、数万円クラスの安価な3Dプリンタでも十分な製作性能をもっており、必要な形状をデザインするためのCADソフトウェアも無料で利用可能、デザイン方法を学ぶコンテンツもWebに多く展開されています。CAD設計をしなくても、多くの当事者や支援者が作ってきた自助具の設計データもインターネット上に多数展開されています。

まさに、**モノづくりの民主化**が加速しているのです。

CADや3Dプリンタと聞くと「難しい」「エンジニアでないと扱えないのでは」と感じるかもしれません。しかし、そんなことはないのです。電子回路やプログラミングと比べても、3Dプリンタを使った製作はスタートしやすい領域だと個人的には感じています。例えば、私の友人は、上肢障害のあるミュージシャンの友人のためにギター演奏用の自助具を作りたいと、初めてCADを勉強し始めて、何度も3Dプリンタで試作品を作り試行錯誤を重ね、短期間で実用性のあるギター演奏自助具を完成させたのです。バンド映えするおしゃれな見た目、演奏する方の腕にフィットするように作ったため使いやすく、実際のバンド演奏で愛用されているそうです。

大事なことは、困りごとに気づいたらすぐに作って試すこと、そして試作を素早く繰り返せるフットワークとモチベーション。

そのハードルを３Ｄプリンタは下げてくれました。

わが家でも３Ｄプリンタを導入するようになって、「パッと作って試す」ハードルが一気に下がりました。

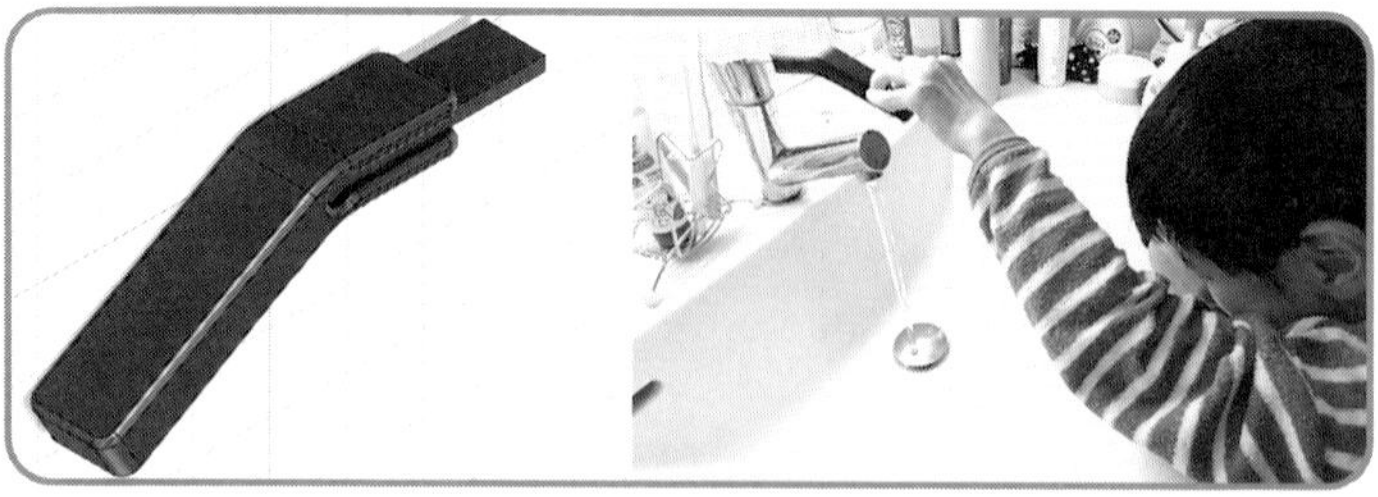

実例1　蛇口の取っ手を延ばす自助具

ある時、息子は手洗いに興味をもち始めました。水が流れるようすを見るのが気に入ったのでしょう。しかし、蛇口の取っ手が短く、息子の手が届かない課題に直面しました。そこで、３Ｄプリンタを使用して蛇口の取っ手を延長する自助具を製作しました。取っ手の形状は定規で寸法を測り、そこから延長する部分をデザイン。わずか2時間程度でプリントされた試作品が出来上がり、現物を蛇口にはめ合わせて、データを微調整。これを2、３回程度繰り返して、翌日には見事完成しました。

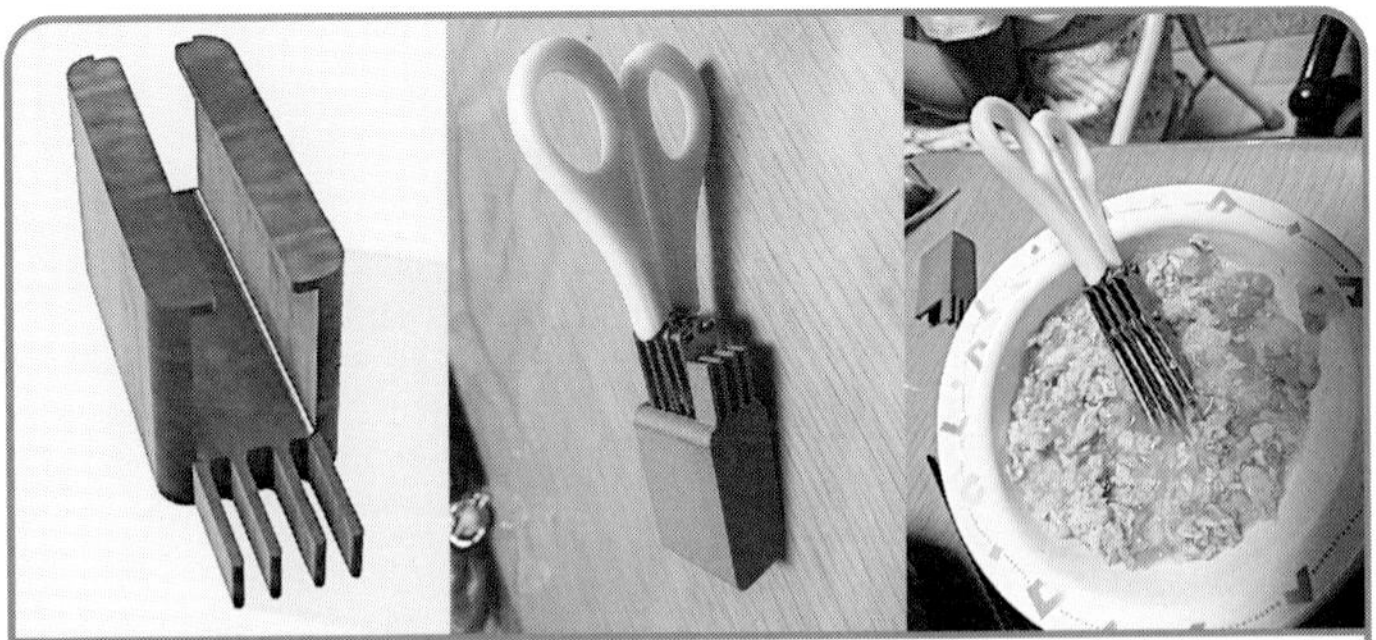

その人の使いやすい形状やニーズに合わせた外形物をすぐに作れる。「3D プリンタ」は外形カスタマイズの可能性を広げたツール

思いついた翌日に、息子は早速自分で蛇口の操作ができるようになったのです。ちょうど手洗いブームが来ていたタイミングで本自助具を導入できたので、息子もノリノリで使ってくれていました。

事例2　刻み食ケース自助具

外食時に息子が食べやすいように刻み食を準備するのは、いつも一苦労。そこで、100円ショップで販売されているシュレッダーはさみで刻み食を作ることをしていましたが、はさみの歯間に食材が詰まる問題に直面してこれまた一苦労。

そこで、はさみの歯間にはさまったものを簡単に取り除くための自助具を3Dプリンタで製作しました。妻からは「持ち運びしやすくしてほしい」というリクエストをもらったため、急遽はさみのキャップを兼ねた形状へ変更させました。

製作から数年経った今でも、外出時の必需品となっており、学校の給食でも毎日活躍しています。日々の生活で使い続ける部品なので、消耗して破損することもありますが、割れてもすぐに印刷しなおして翌日にはまた新品を使うことができます。壊れてもすぐに作り直せるので安心して使い続けることができる、３Ｄプリンタの利点ですね。

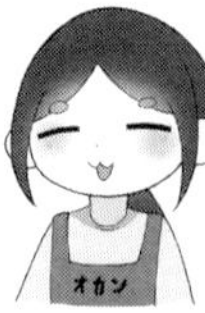

オカンのひとこと

パッと作って試せるのは３Ｄプリンタのいいところ！（最初はリビングに置くと言われて「えっ！?」となったけど……）学校の先生にも「割れても気にしないでください」と言えるので、気軽に試していただけて重宝してます。

私は洗面所の取っ手で毎朝おでこぶつけていますがね。オトン、解決策、なんとかしてー。

5 市販品×自作の良いところを組み合わせる

市販品を使うメリットとして、すぐに試せる手段であることを紹介してきました。それ以外にも、安定した動作が期待できること、本物であるが故の質感・体験感をもって遊べることも魅力なのです。一方で、自作品のメリットは、その人に合わせて機能カスタマイズがしやすいこと、その人に特化した付加価値をつけやすいことにあります。市販品と自作品のそれぞれの長所を上手に活用できれば、この世に一つ、その子専用の魅力あるモノを生み出すこともできるのです。

事例 エレベーター大好きな子どものための「ポータブルエレベーターパネル」

私が依頼制作活動をはじめて間もない頃、息子つながりで知りあったご家族から相談を受けました。

「長期入院でベッドから離れられないわが子に、大好きなエレベーターボタンを押させてあげたい。」

その願いを叶えるため、持ち運び可能でベッドの上からでも遊ぶことができるエレベーターパネルの製作にとりかかりました。この製作にあたり、最初は3Dプリンタを使ってエレベーターパネルに近い部品を自作しようと考えていたのですが、「本物のエレベーターパネルがいい」と本人から強い要望をいただきました。他のエレベーター好きな方にも意見を聞いたところ、本物のエレベーターのパネルの質感やボタンの押し心地、好きな到着音や表示画面が流れることが、エレベーター大好きな子どもに刺さるのだとアドバイスをいただきました。自作では難しい「本物感」こそ重要なのです。

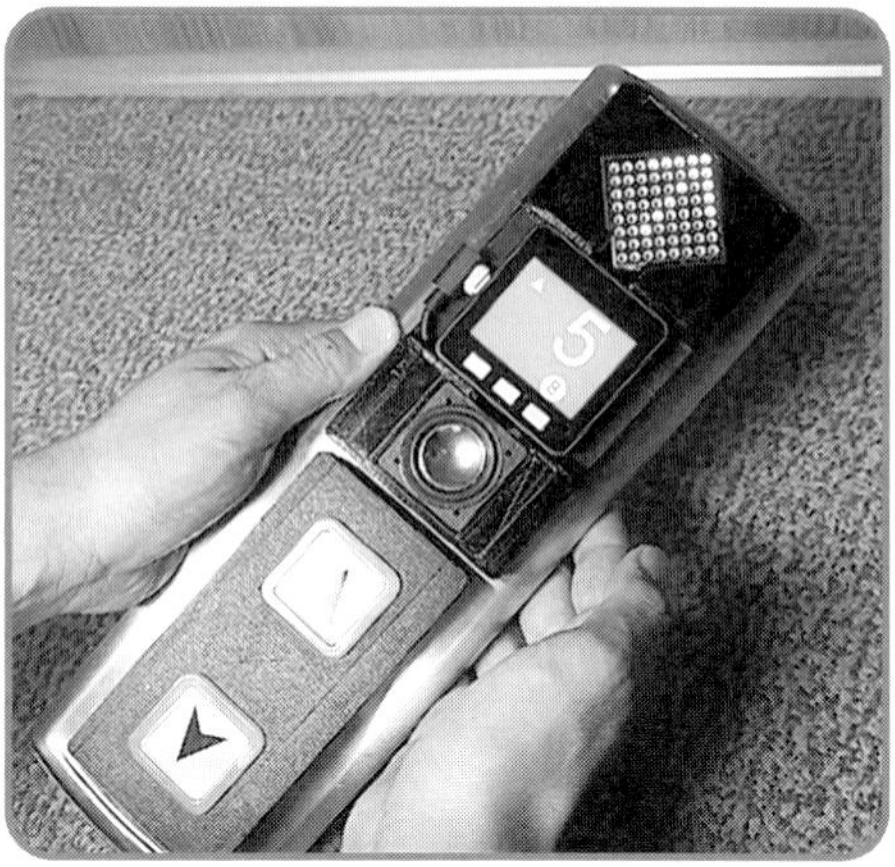

そこで、ECサイトを使って本物のエレベーターパネルの外装部品とボタンを入手しました。ただ、残念ながら本物のエレベーターの液晶パネルをハックして表示させるのは開発に時間がかかりそうでした。そこで、液晶パネルとスピーカは自作したものを追加しました。ボタンを

押すと、本物さながらのエレベーター音と行先表示を自作で再現、音声は実際のエレベーター音を収録しに行くなど、とにかく本物感にこだわりました。スマートフォンのモバイルバッテリーで動くようにしたことで、病室や自宅で簡単に遊べるポータブル型エレベーターパネルが完成しました。

画面表示と音再生を自作したことで、思わぬメリットが生まれました。エレベーター操作画面を自由にカスタマイズできるので、例えば3つの異なるエレベーターの到着音を自由に切り替える機能を追加できたのです。自分の大好きなメーカーのエレベーター機種を切り替えて遊べる、まさに世界で唯一の自分だけのエレベーターパネルが誕生したのです。

このポータブルエレベーターパネルはＳＮＳで評判になり、エレベーター好きな子どもや大人に向けて何台も製作提供するようになりました。

本物のエレベーターパネルを使っている点が好評で、ずっと繰り返し触って遊んでくれているそうです。

市販品のもつ本物感に、その人の好みに合わせたカスタマイズを行うことで、プラス価値を生み出すこともできるのです。

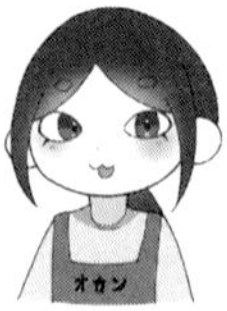

オカンのひとこと

息子の愛用ｉＰａｄでこのエレベーターの音源などを夫が調べていたようで、息子は履歴からいろんなエレベーターの動画を見て楽しんでいました。１、２年後には、学校から帰ってくるときにマンションのエレベーターボタンを押したがるように！

ありがとう、エレベーターパネル！

6　大事なことは、困りごとに気づける力と工夫力

これまで自分のできる手段で試すための事例をさまざまに紹介してきました。

「でも、結局のところ、モノづくりの技術力がないと、できないんでしょ？」

そう思ってしまっていないでしょうか？

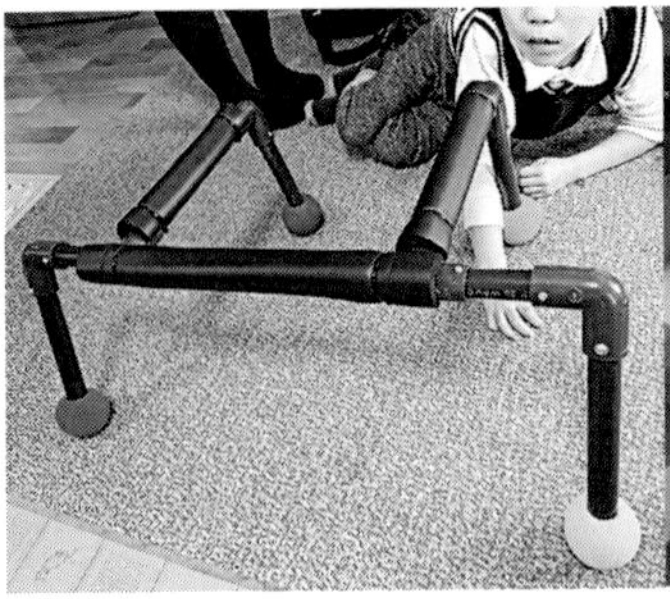
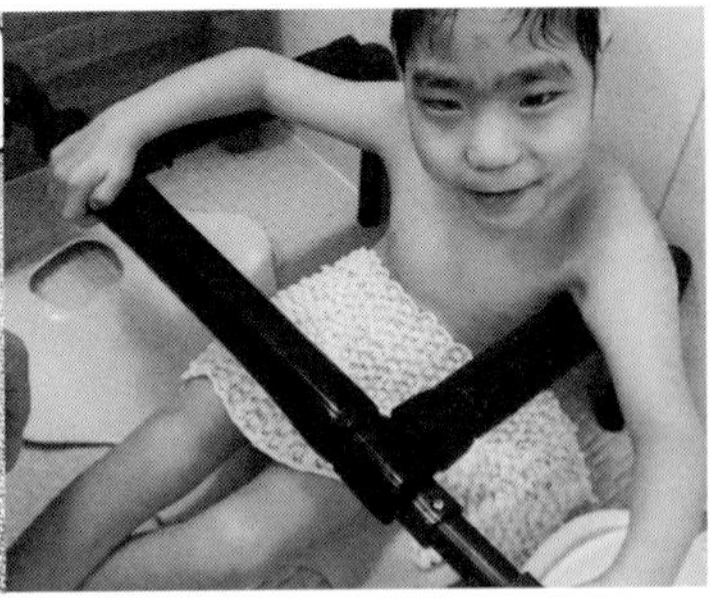

ここで強調したいことは、モノづくり技術というのは、あくまで手段の一つにすぎないということです。もちろん3Dプリンタや電子工作、プログラミングスキルがあるほうが、解決手段の選択肢が広がることは間違いありませんし、それを学ぶことはとても重要だと思います。しかし同時に、**今自分ができる手段で目の前の困りごとをどうやって解決するかの工夫力**こそ大事だと思います。

3Dプリンタがなくても、段ボールや割りばし、はさみなどを使えば簡易的にプロトタイプを作ることはできます。プログラミングができなくても、世の中にある多くのスマホアプリやPCソフトを組み合わせれば、近いものを作ることができるかもしれません。

福祉の世界はさまざまな工夫の宝庫です。例えば、100円ショップのシュレッダーはさみを活用した刻み食の事例などは、小児リハビリテーション支援を行っていた療法士の方に教えてもらい、わが家でも実践したものです。また、息子がお風呂で座位をするための補助器具がないだろうかと悩んでいたときには、住宅の排水管補修に使われる塩ビパイプを使って簡単な保持椅子を作る方法を教えてもらいました。早速、近くのホームセンターで購入して製作し、それから数年ずっとわが家のお風呂で活躍し続けるアイテムとなったのです。

１００円ショップで売っているカプチーノミキサーを使って、肢体不自由児の太鼓演奏に活用する事例を聞いたときは、まさに先人達の工夫力の高さに感銘を受けたものです。

また、モノづくり自体も民主化が超加速的に進んでいます。電子工作部品はＥＣサイトで簡単に購入できるようになりました。ChatGPTなどの生成ＡＩ技術の進化で、プログラミング技術のハードルも大きく下がり、プログラミング未経験者でも簡単にアプリを作れる時代がもうすでに到来しているのです。

そうなると、ますます大事なことは

「何のために作るのか」

製作に至るまでの課題設定、目的、解決したいと思うモチベーションにこそ価値が出てくるのです。

障害があるからこそ、できないからこそ、わかることがあるのです。そして、それをなんとか解決したいと工夫するアイディアを考え続け、実際に手を動かし続けるエネルギーと実現力。

これらが何よりも価値となるのです。
大事なことは、技術力でなく、困りごとに気づける力と工夫力。
「できない」があることが強みとなっていく時代が、すぐそこまで来ているのです。

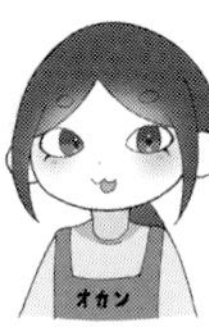

オカンのひとこと

「うーんどうしよう」とじっくりと考える時間を子どもは与えてくれないので、スピード感も必要！　私はあまりアイディア力はないのですが、それも経験値が増えればヒットするものも出てきたなぁ。数、大事！

Phase 3

あの子の好奇心を引き出そう！

1 「静」と「動」の差をつけ、感情を動かそう！ ～スイッチで動く暴走ワンちゃん～

当時5歳になった息子、日々の生活の中で一番気になったこと、それは「遊びに対する消極性」でした。自分から手を伸ばして遊ぼうとすることもなく、動く電動おもちゃがあっても、ただ見ているだけでした。リアクションも苦手で、「果たしてこのオモチャは楽しいのだろうか？　興味ないんだろうか？」がとてもわかりにくい状態でした。手足が不自由で、自分の力でできる作業も少なく、「どうせできないからいいや」と受け身やあきらめを感じていたのかもしれません。

そんな子どもの感情をゆさぶり、自ら手を伸ばしたくなる「やる気スイッチ」を押すことはできないだろうか？

そんなことを悩んでいたあるとき、ふと日常の遊びの中で気づいたことがありました。子どもを「いないいないばあ」であやすとき、ただ単に一定のリズムで行うよりも、小さな声で「いないいない」といった後、突然大声で「バー」と驚かせるような動きのほうが、良い表情を引き出せることに気づいたのです。「静」から「動」の変化が大きいほどわかりやすく、子ども

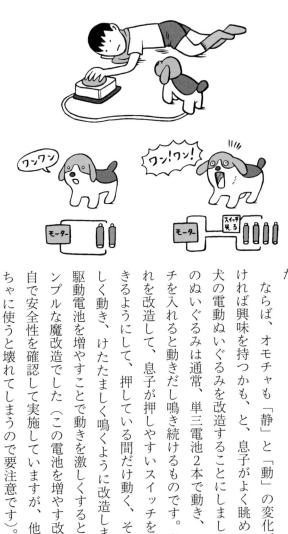

の感情を揺さぶりやすいのではないかと感じました。

　ならば、オモチャも「静」と「動」の変化が激しければ興味を持つかも、と、息子がよく眺めていた犬の電動ぬいぐるみを改造することにしました。このぬいぐるみは通常、単三電池2本で動き、スイッチを入れると動きだし鳴き続けるものです。私はこれを改造して、息子が押しやすいスイッチを接続できるようにして、押している間だけ動く、それも激しく動き、けたたましく鳴くように改造しました。駆動電池を増やすことで動きを激しくするというシンプルな魔改造でした（この電池を増やす改造は独自で安全性を確認して実施していますが、他のおもちゃに使うと壊れてしまうので要注意です）。

　早速、息子に使ってもらいました。すると、これまで見ているだけだった息子の手がスイッチに伸びていったのです。押すたびに激しく動き、けたたましく鳴くワンワン。手を離すと、すんっと止まる。押すとまた激しく動く。この操作を何度も繰り返して、そのワンワンの動きの変化を楽しんでいるようでした。

「静」と「動」の変化の分かりやすさ、「動」のサプライズ感が、子どもの心を動かす。

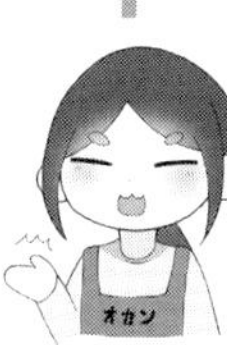

オカンのひとこと

バスに乗ったら降車ボタンを押したくなるように、最初はボタンを押すことにだけ興味があったのかも。だけど、その後このワンワンを抱えたり口で押さえたりして、振動も楽しんでいて、新しい遊び方を自分で見つけていたようです。

よだれでビチョビチョになるワンコ……何匹お迎えしたことか……。

2 選択肢を増やして「好き」を見つける
～スイッチで選ぶカオス暴走どうぶつさん～

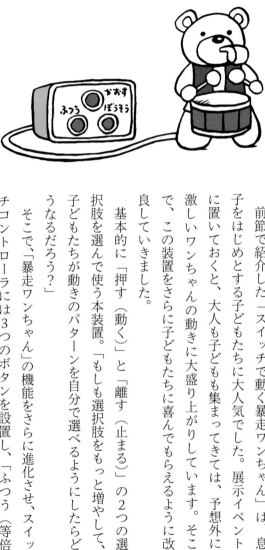

前節で紹介した「スイッチで動く暴走ワンちゃん」は、息子をはじめとする子どもたちに大人気でした。展示イベントに置いておくと、大人も子どもも集まってきては、予想外に激しいワンちゃんの動きに大盛り上がりしています。そこで、この装置をさらに子どもたちに喜んでもらえるように改良していきました。

基本的に「押す（動く）」と「離す（止まる）」の2つの選択肢を選んで使う本装置。「もしも選択肢をもっと増やして、子どもたちが動きのパターンを自分で選べるようにしたらどうなるだろう？」

そこで、「暴走ワンちゃん」の機能をさらに進化させ、スイッチコントローラには3つのボタンを設置し、「ふつう（等倍

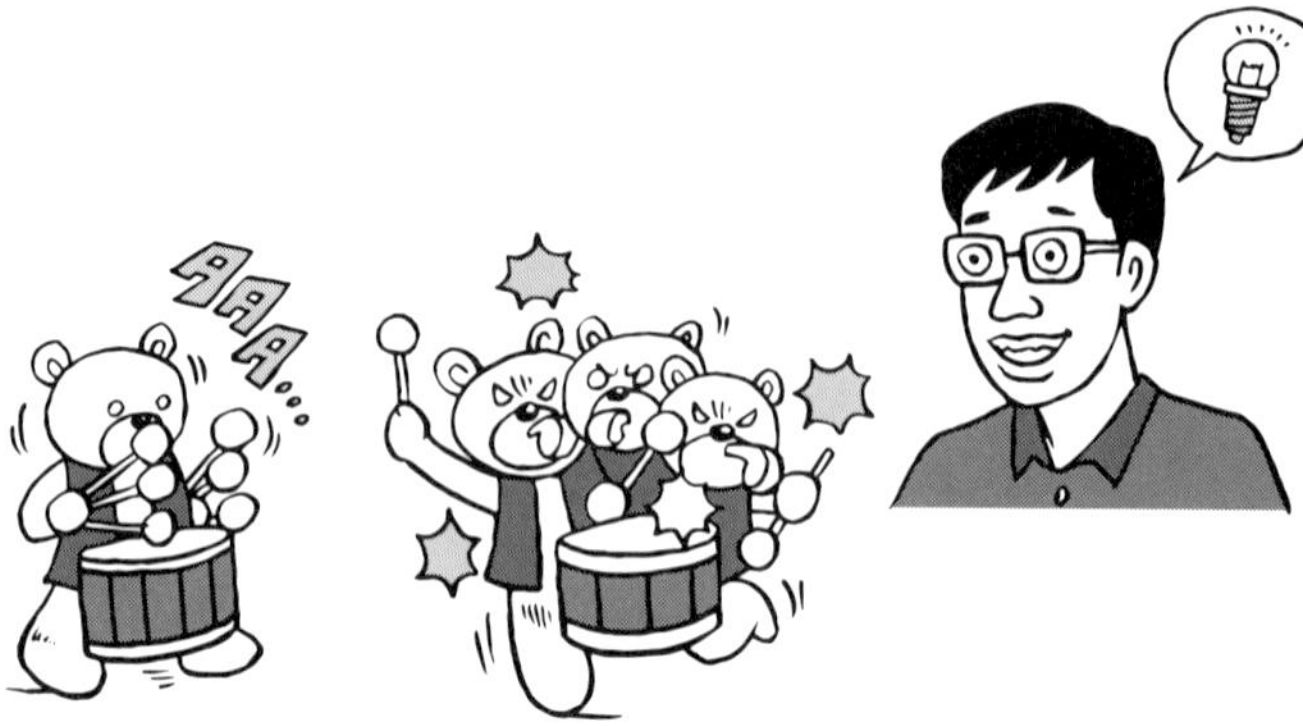

速）」「ぼうそう（2倍速）」「かおす（4倍速）」の3つの動作モードを選べるようにしたのです。いずれのモードも、ボタンを押している間だけ動き、離せば止まるようにしました。また、ぬいぐるみも、いぬさん、ねこさん、くまさん、うさぎさん、ペンギンさんなどさまざまな電動ぬいぐるみに簡単に交換できるような設計にしました。「スイッチで選べるカオス暴走どうぶつさん」の誕生です。

さっそく息子に試作品を使ってもらいました。息子は3つのスイッチをそれぞれ押して比べて、動物さんの動きが明らかに違うことを感じ取ったようです。そのあとすぐに「カオス」モードを何度も押し続けて離さなかったのです。少し考えて、別のボタンを押してみるものの、すぐに「カオス」を押し続けました。

ドドドドドドッと、動物さんの激しくけたたましく動

かおす暴走どうぶつさん
【子供の好奇心を引き出すかんたん魔改造】

https://www.youtube.com/watch?v=wTd6sH0Quf8

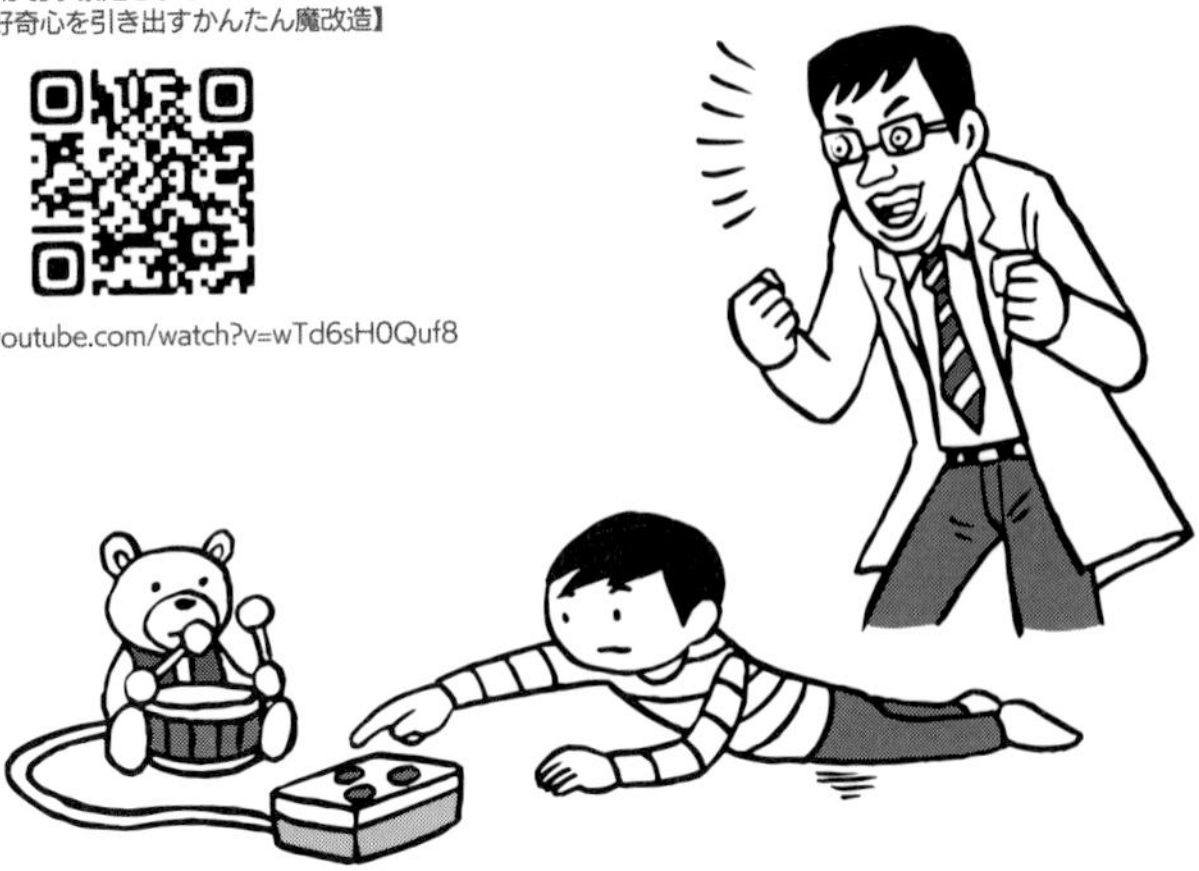

き狂うカオスな光景の中に、確かな息子の意志を感じました。

「なるほど、息子は、激しい動きが好きなのか。」

私だけでなく家族の全員がそう気づいたのです。

子どもたちに複数の選択肢を提供することで、その違いを自分で比べてみるという主体的な行動が生まれ、そこから子どもたちの好みを見つけることができるのです。そして、「自分で選んだ」という納得感や主体感が、子どもの好奇心を広げていきつつ、周りの支援者もその子の興味や好みをより深く理解することに繋がるのだと実感しました。

ワクワクする選択肢を増やすことが、子どもたちの好奇心をさらに広げていく。

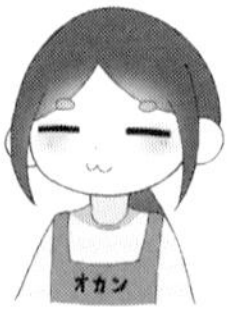

オカンのひとこと

展示会でも大人気の「かおす」!!　老若男女、どんな方でも笑顔にさせてしまいます。息子も羽交い締めからの「かおす」選択で、だいぶ負荷がかかり……

たくさんのどうぶつさん、お送りしたなぁ……（遠い目）

3 「光る」「音が鳴る」「動く」は大好物 ～パリピ魔改造くるくるチャイム～

これまでの私の経験上、**子どもたちの好奇心を引き出すための「三種の神器」**とも言える要素があります。

①ピカピカ光る
②楽しい音が鳴る

光	ピカピカ光る
音	楽しい音が鳴る
動	激しく動く

好奇心を引き出すための「三種の神器」

③激しく動く

世の中のオモチャを眺めてみても、この要素が使われていることが多いのは、皆さんも実感できるのではないでしょうか？　この3つの要素をうまく付け加えるだけで、子どもの心を掴む力を倍増させることができるのです。

実例　パリピ魔改造くるくるチャイム

「くるくるチャイム」という知育おもちゃがあります。おもちゃの天面からボールを入れるとおもちゃ内部をくるくる転がりつづけ一番下に到達すると「チーン」というチャイム音を鳴らすシンプルなボール転がし装置です。ボールを掴む作業練習用として小児作業用リハビリでよく使われており、ボールの転がる動きが大好きな息子にとって魅力的なおもちゃです。しかし、単純であるが故に、数回遊んだら飽きてしまう始末。

そこで、このおもちゃに息子が好きな「光」と「音」の要素を追加することにしました。くるくるチャイムの内部を改造して距離センサーとマイコンを取りつけ、ボールの転がるタイミングに合わせてＭＰ３の音楽を再生するプログラムを追加したのです。

それならば、大好きなピアノ音や馴染みのテレビＣＭメロディー、好きなゲームのエフェクト音など、息子が大好きな音と光演出をランダムに再生するよう設計しました。

この改造くるくるチャイムの効果は抜群でした。息子は繰り返しボールを入れ、くるくる転がるボールと、ボールにあわせて動き出す光と音楽を楽しんで、何度も何度も繰り返して遊ぶのです。「次にどんな曲が流れるのか」という予測できないことも、息子の興味を持続させたようで、定期リハビリの１時間ずっと遊び続けるほどでした。

また、熱心に遊び続ける中にも、本人なりの探求心が見られるようになりました。

ボールが転がっている途中で、本体を傾けたら光や音はどうなるんだろう？

傾けてみよう。

次は横から見てみよう。

パリピ魔改造くるくるチャイム
【ボールコロコロ × 光 × 音で子供の好奇心を引き出せ】

https://youtu.be/TLEA1vqXRCU

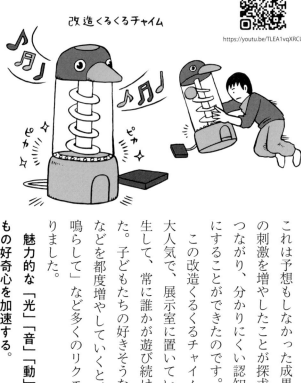

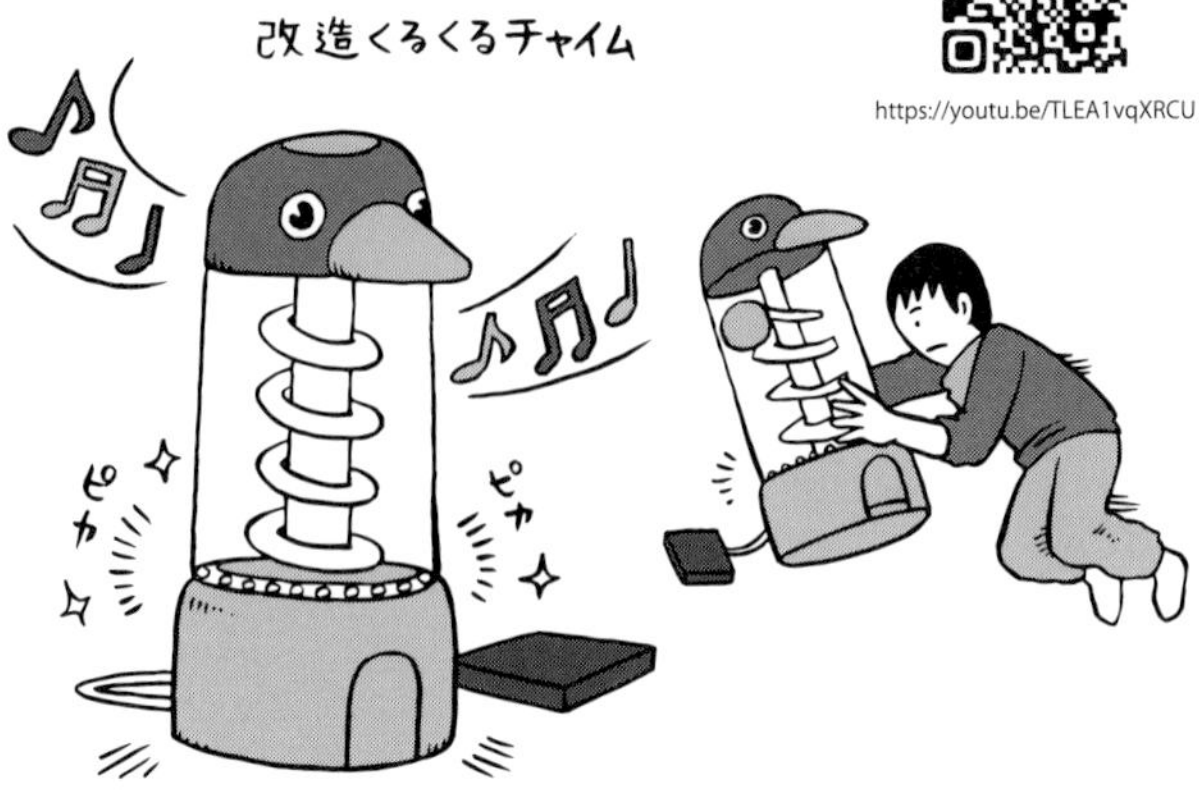

気がつけば、くるくるチャイム本体に手を伸ばしいろんな角度から眺めて遊ぶようになったのです。これは予想もしなかった成果でした。「光」「音」「動」の刺激を増やしたことが探求心を引き出すことにもつながり、分かりにくい認知面の成長を目の当たりにすることができたのです。

この改造くるくるチャイムは他の子どもたちにも大人気で、展示室に置いていたら順番待ちの列が発生して、常に誰かが遊び続けるほどの人気ぶりでした。子どもたちの好きそうな流行りの音楽・効果音などを都度増やしていくと、「あの音も好きだから鳴らして」など多くのリクエストをもらうほどになりました。

魅力的な「光」「音」「動」の組み合わせは、子どもの好奇心を加速する。

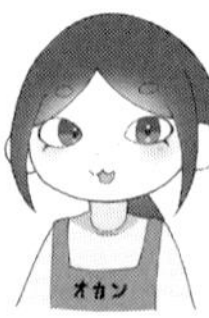

オカンのひとこと

そのときにハマっていた大好きな音が流れてくるのは、カスタマイズのいい所ですね～。私の知らない間にどうやら息子はたくさん遊んでいるようで、今でも家のあちこちからボールが発見されます。

4 子どもの好奇心は成長の起爆剤 ～ボール転がしギミック「トモカツスイッチ」～

さまざまな手法を使って、子どもの好奇心を引き出すことに注力してきました。それは、単に子どもたちを笑顔にするためだけではありません。好奇心をきっかけに、障害をもつ子どもたちの「自分から遊びたい」気持ちを引き出すことが、認知面・身体面の成長へと繋がっていくと信じているのです。

息子の背筋を伸ばすための装置

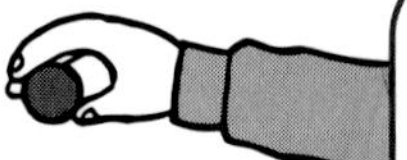

「ボール転がし」
×
「ギミック」
×
「リハビリ」

好奇心は成長の起爆剤

当時5歳を迎えた息子は身体のバランスを取ることが難しく、座位も困難でした。その要因の一つが背中の筋肉が収縮して丸まってしまうことでした。そのため、背筋を意識して伸ばすことが重要ですが、リハビリの時間は限られており、多くの時間を過ごす自宅での日常生活の中で意識して背筋を伸ばす必要がありました。しかし、親たちも日々の仕事や生活に追われている状況の中、なかなか息子につきっきりで背筋を伸ばさせるのは難しいのです。やはり、息子が自分で自主的に背中を伸ばすようにうながさないと長続きしないのです。

〜トモカツスイッチ〜

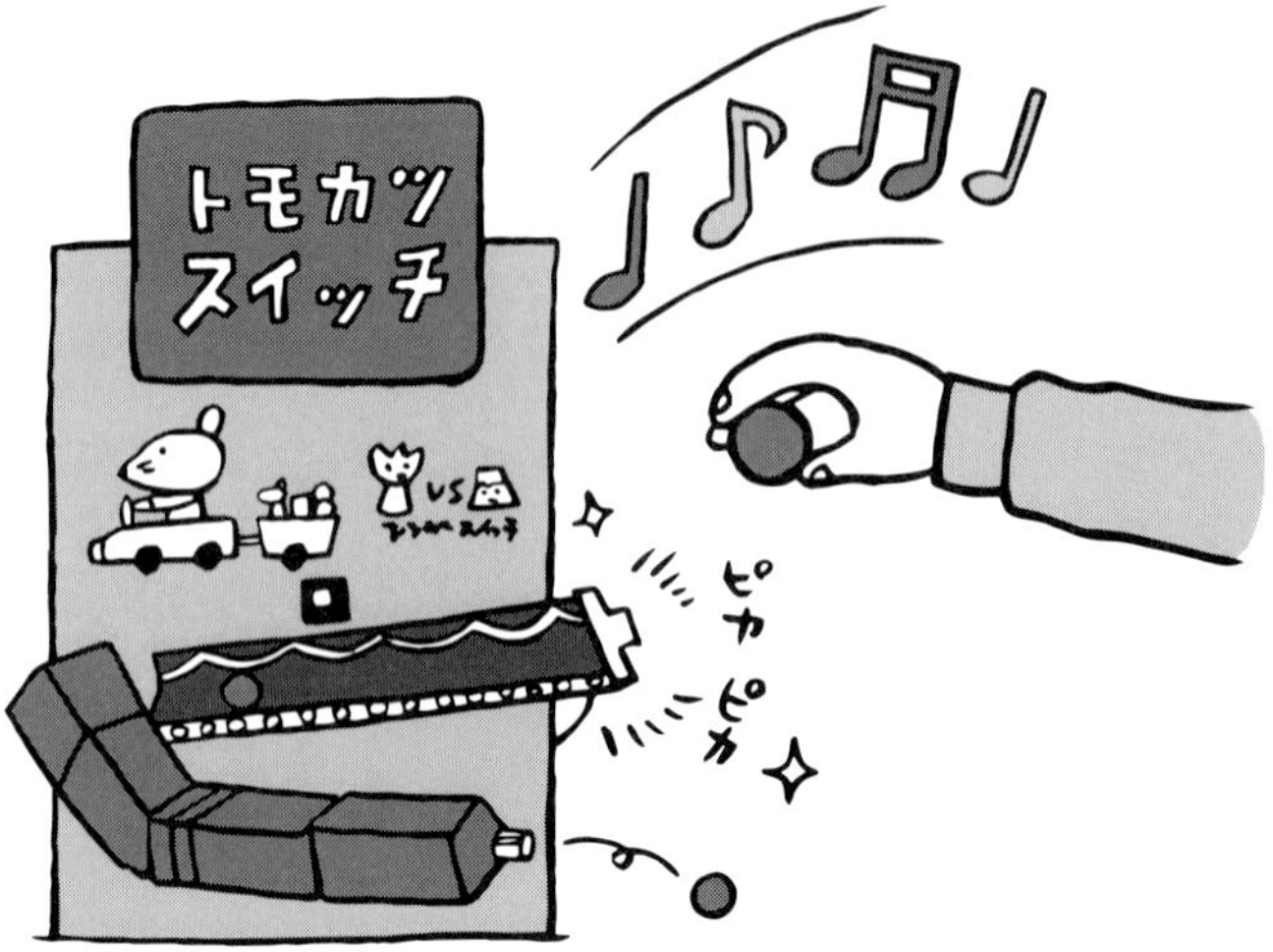

　どうすればいいか悩んでいたところ、前節で紹介した「パリピ魔改造くるくるチャイム」で熱心に遊び続ける息子の姿がヒントになったのです。

　息子が大好きな「ボール転がし」を使って、背中を伸ばすリハビリに繋げればよいのではないか？

　ボール転がしとギミック、ちょうど息子が大好きだった「ピタゴラスイッチ」という番組で使われているボール転がしギミック装置を簡単な形で組み合わせれば、うまくいくのでは？　そう閃いて、「ボール転がし」×「ギミック」×「リハビリ」を実現する装置の開発を進めました。

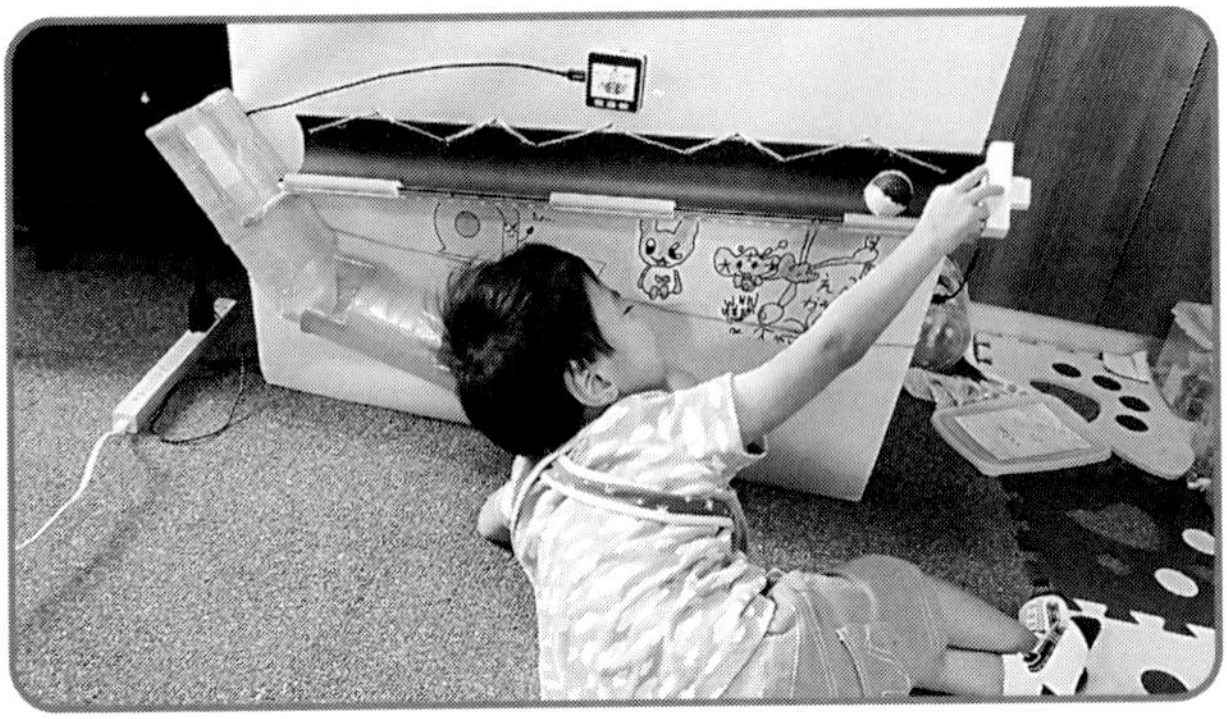

ホームセンターで大きな一枚ものの段ボールを購入して加工しやすい壁を作り、そこに雨どいやペットボトルを取りつけてボール転がしスロープを取りつけました。そして、そのスロープにボールを転がすとLEDが順に流れるように光り、ピタゴラスイッチの音楽BGMとSEが鳴る電子ギミックを加えました。さらに、スロープの最上点を息子の手が届くギリギリの位置に設置して、ちゃんと腕を伸ばして最上点からボールを転がさないとギミックが作動しないように設定するなど、リハビリ観点で必要な機能も実装しました。家族全員で装置に息子の好きなキャラクターのイラストを描くなど、息子が受け入れやすく遊びたくなるような工夫をふんだんに盛り込みました。

いざリビングに設置すると、息子は夢中で遊び始めたのです。何度も楽しそうに腕を伸ばし、ボールを転がしては、「ピタゴラスイッチ」のSE音に、頭をフリフリしながら大興奮していました。ずりばい状態でも遊べるようにしたおかげで、息子はすぐに一人遊びをするようになりました。親が忙しくて介助が難しい時間帯でも、一人で自発的にズリバイで装置に寄っていき、ボールを掴んで、背中を伸ばしてボールを離す、落ちてきたボールを掴む、と一人で繰り返して遊ぶようになりました。

これを導入してから半年後、息子はボールを掴む動作が上手になり、片腕を支えにして腕を伸ばす動作が自然にできるようになったのです。理学療法士の先生からも「背筋の伸びが良くなった」と驚きの声をもらいました。

子どもの「遊びたい」という好奇心が、主体的な行動へと繋がり、その自発的な繰り返しが成長をつくる。

まさに好奇心は子どもの成長の起爆剤。

オカンのひとこと

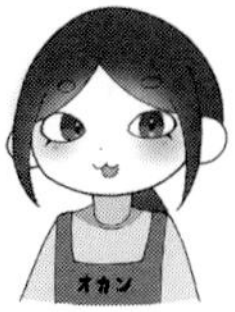

保育園の先生がペットボトルだけの簡易バージョンを作ってくださっていました。保育園で夢中で遊んでいて、家にもほしいなぁと思って夫に伝え、さらに面白度アップに仕上がった作品です。

息子も知恵がついて、雨どいを引っ張ろうとしたり、裏にまわろうとしたり……。

予想の斜め上をいく息子の遊び方についていくのが大変でした（笑）。

5 小さな成功体験を演出しよう ～魔法のバリフリガチャ～

子どもたちの好奇心を引き出し「やってみよう！」と最初の一歩を作ることができました。

その次の一歩、子どもたちに「もっとやってみたい」とさらに意欲を引き出す上で必要なこと、それは**「成功体験」**なのです。

ゲーム大会で優勝した、鉄棒で逆上がりができるようになった、みたいな大きな成功体験でなくてもいいのです。例えば、「初めてピアノのドの音が鳴らせた」「友達にお菓子をプレゼントしたら喜んで貰えた」

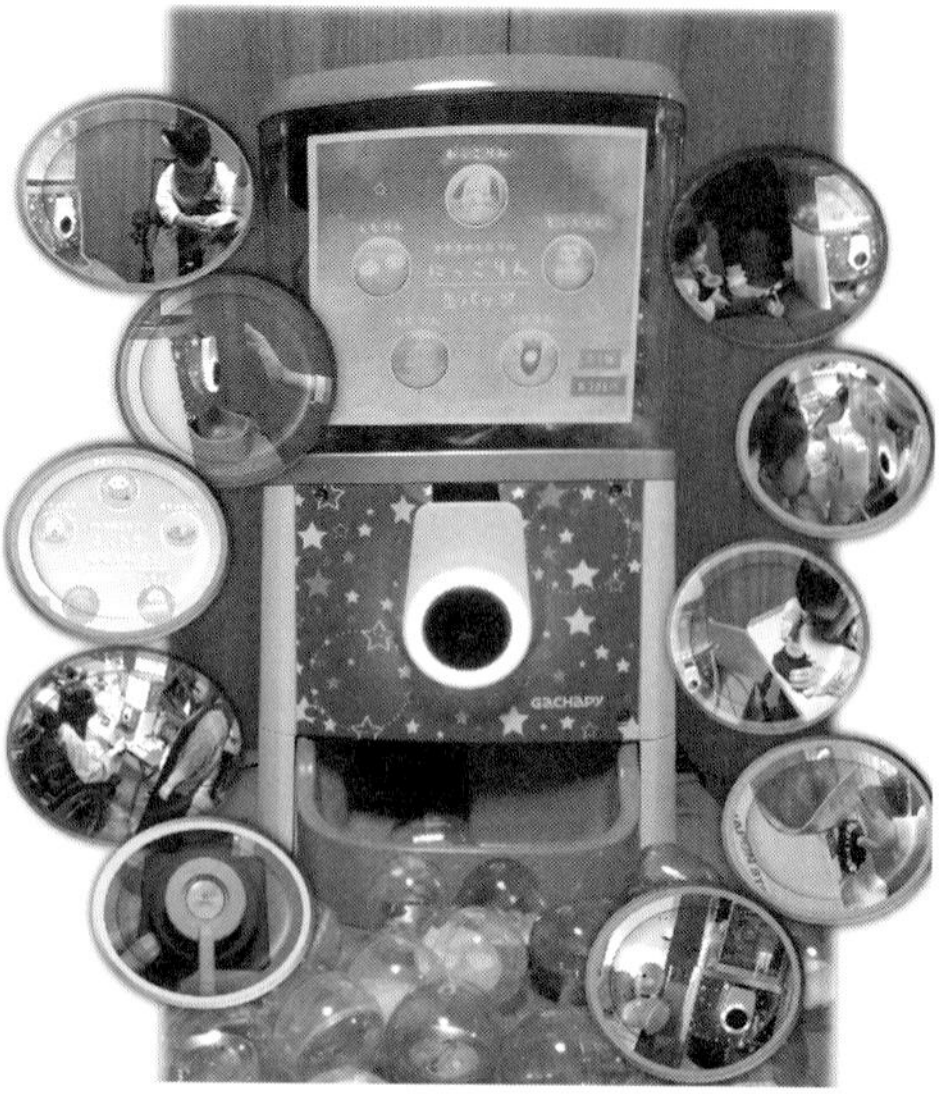

すべての子どもたちに、ワクワクのガチャ体験を！

魔法の「バリフリガチャ」

そんな小さな成功体験の積み重ね、そして「すごいね！」という周りの素敵なリアクションを得ることが子どもの自信に繋がり、「もっとやってみよう」というモチベーションに繋がっていくのです。

私たちも子ども2人の子育てをしていく中で、「小さな成功体験の機会をどうやって作ろうか」と試行錯誤してきました。その中の一つ、発

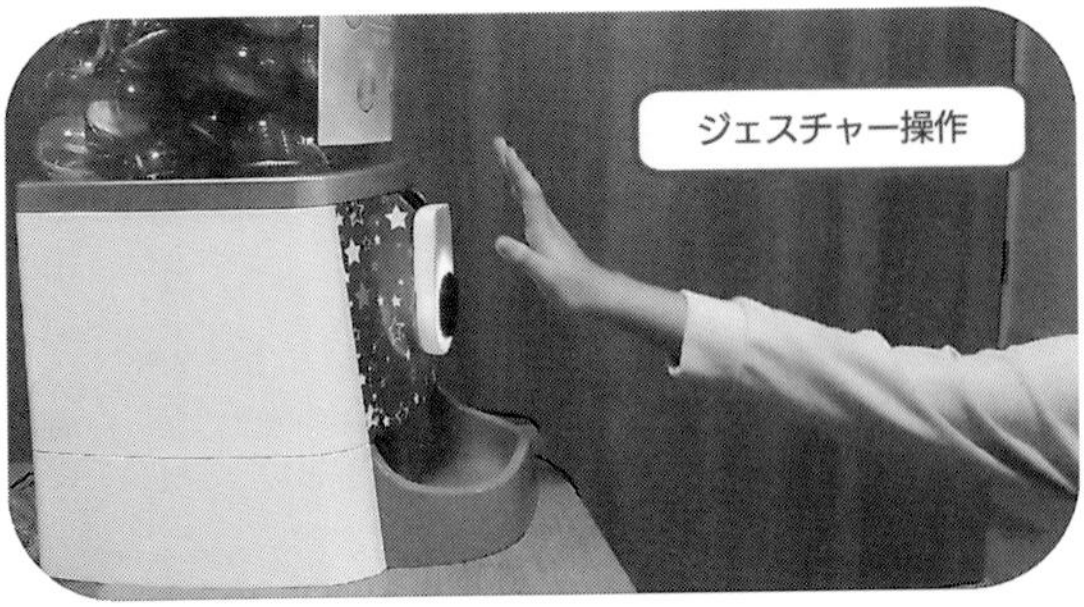

魔法のバリフリガチャ ver.2024
～すべての子どもに、ワクワクのガチャ体験を～

https://youtu.be/19iX5cysPGU?si=XBUphuG-JdVJtOZt

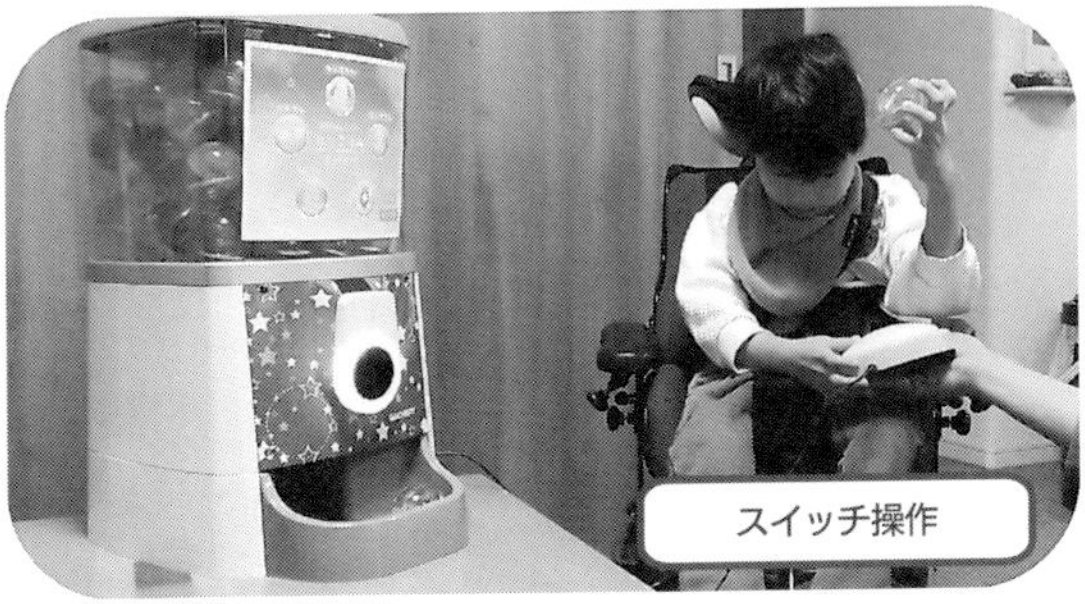

明品を用いた成功体験の演出事例として「魔法のバリフリガチャ」がありました。

【息子の成功体験】

ショッピングモールやゲームセンターで見かけるガチャガチャ装置。子どももちろん、大人もつい回したくなるガチャの魔力。何が出てくるのだろう、とワクワクしながらハンドルを回すあの感覚。

多くの子どもたちが楽しんでいる光景を見て、「どうして、ガチャはバリアフリーにできていないんだろう?」と感じていました。一般的なガチャ装置は、回すハンドル機構が硬く、息子のような肢体不自由の子どもたちは自分で回すことが難しいのです。

介助者が変わりに回すことはできるものの、やはり自分で回すあのワクワク感を息子にも経験してほしい!

そこで、市販ガチャマシンを改造して、肢体不自由の子どもたちでも自分の力で回せるガチャ装置「魔法のバリフリガチャ」を開発しました。

市販ガチャの中身を分解して、回転部に電動化ユニットを搭載。そして、回す操作手段として、ガチャの前に手をかざして宙に円を描くジェスチャー操作や、ボタンスイッチ操作ができるようにしたのです。電動化に伴い、大当たり演出の音楽やイルミネーションも搭載して、ワクワク感も倍増です。

息子も早速試してみました。自分でスイッチを押すと、コロコロとカプセルが転がってくる様子が楽しかったらしく、無心で繰り返してくれたのです。

肢体不自由児の子どもたちが多く集まるイベントにバリフリガチャを持ちこみ、いろんな子

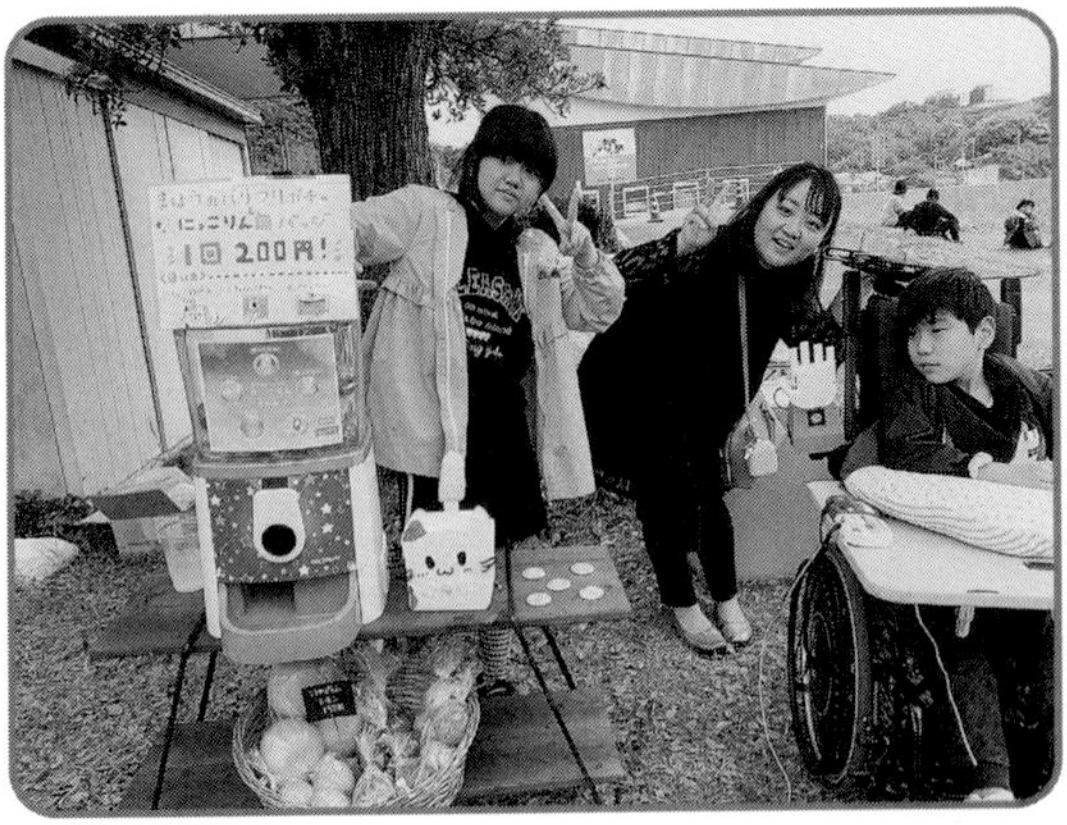

どもたちに体験してもらいました。「できた」という子どもたちの達成感に満ちた目、その周りの家族たちの嬉しそうな表情。「初めて自分で回せたね！ 凄いね！」という周りの言葉に、ドヤと言わんばかりの子どもの姿に、心から嬉しさを感じました。

【娘の成功体験】

幼い頃から絵を描くのが大好きだった娘。ここ数年、iPadを使ったデジタルツールでのイラストに目覚めて、息をするかのように日々イラストを描き続け、イラストレーターを目指すほどに夢中で頑張っています。一方で、SNS等で同年代の絵描きさんのハイクオリティな作品を見ている内に、自分の描いた絵に自信が持てなくなってしまったのです。

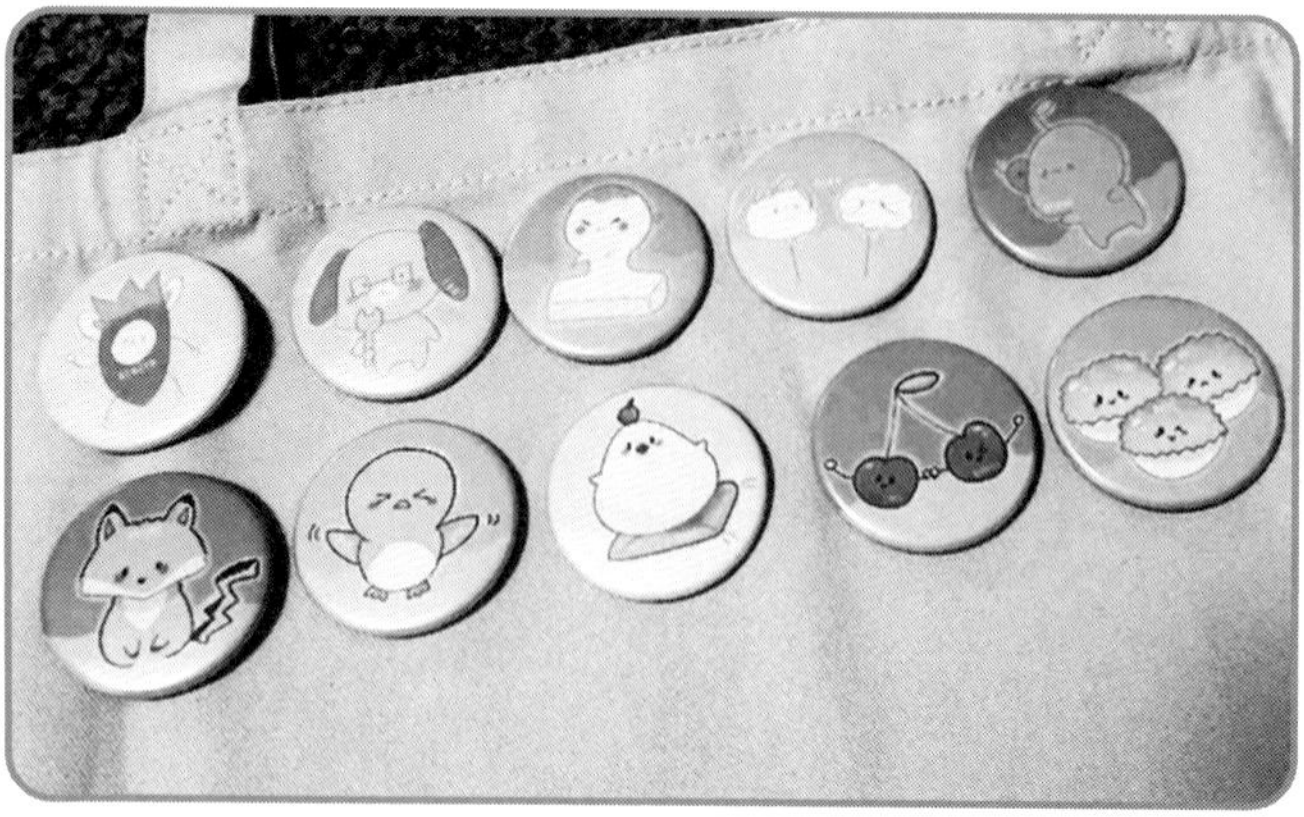

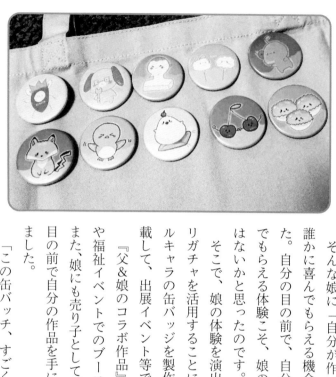

そんな娘に「自分が作った作品を手に取ってもらえる、誰かに喜んでもらえる機会」を作ってあげたいと考えました。自分の目の前で、自分の描いたイラストで誰かに喜んでもらえる体験こそ、娘のモチベーションにつながるのではないかと思ったのです。

そこで、娘の体験を演出するために、この魔法のバリフリガチャを活用することにしました。娘が描いたオリジナルキャラの缶バッジを製作し、魔法のバリフリガチャに搭載して、出展イベント等で販売する機会を作ったのです。

『父&娘のコラボ作品』としてSNSで発信し、フリマや福祉イベントでのブース出展の目玉として扱いました。また､娘にも売り子としてブースに立って接客してもらい、目の前で自分の作品を手に取って貰う経験を重ねてもらいました。

「この缶バッチ、すごくカワイイ!」

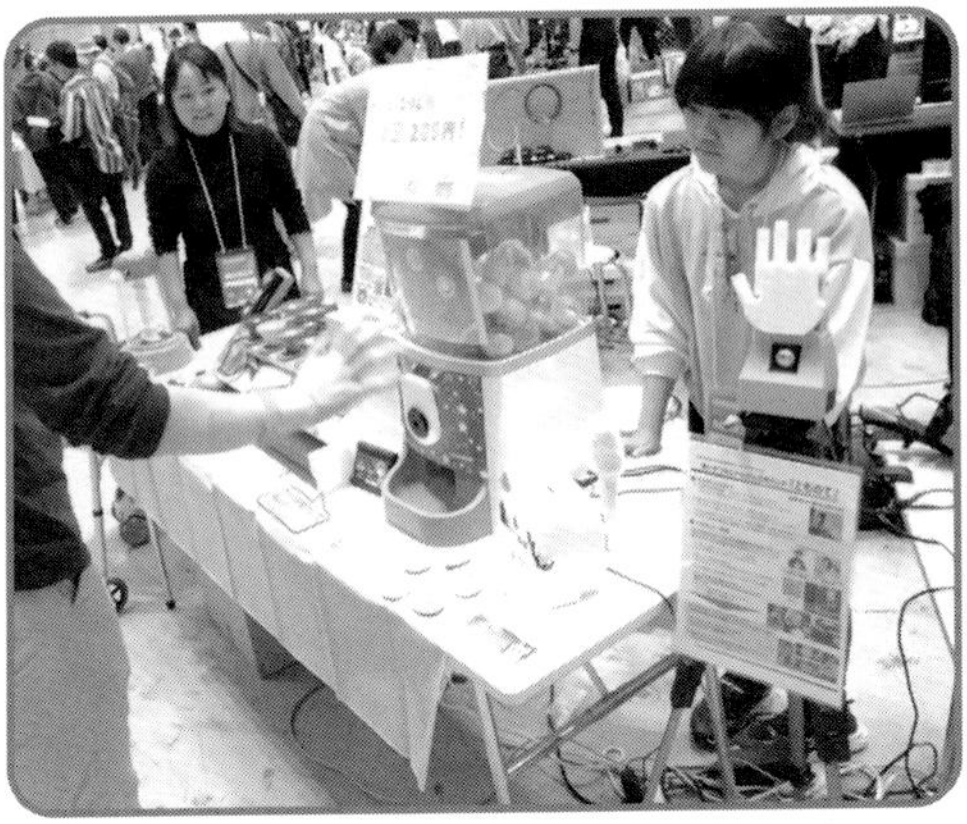

「え、お姉ちゃんが描いたの!? 凄い!」

面白いガチャ体験を一つのセールストークにしてお客さんの視線をガチャに惹きつけつつ、娘の缶バッチにも注目してもらうという作戦が功を奏しました。

娘の可愛いイラストがイベントの中でも評判になり、2日間のイベントで100個近く売れたこともありました。全5種類の缶バッチを全コンプリートしてくれた娘のイラストファンの方もできました。

初めて自作イラストグッズが売れたことで、照れながらも「喜んでくれて嬉しい!」と充実感に満ちた表情を見せた娘。それからさらにモチベーションを上げて、今もまた新作を描き続けています。

小さな成功体験と、良質なリアクションが子どもたちの次の成長を作る

子どもたちに自信をつけてもらうための「小さな成功体験」の場づくり、そしてうまくいった時の全力のリアクションづくり、是非とも頑張ってみてください！

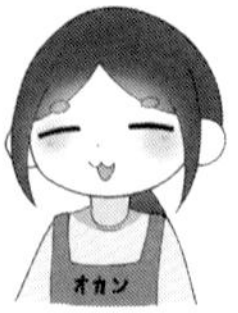

オカンのふたこと

息子としては、何が出たかな、よりも、ボールが転がってきた……という興味やったかな（笑）
それでいい。自分の動作で何かが起きたのですから。

娘の缶バッジは、イベントで「これ買いに来たんです」って言う方もいらっしゃるくらい！
小学生で自分の作品が売れる経験なんてなかなかできないことやから、
めっちゃ素晴らしいね！！

Phase 4

誰かの「できない」は、価値になる

1 「できない」からこそ気づく価値
～じゃんけんハンド～

障害がある子と暮らしていると、他の子どもたちは当たり前にできているのに、自分たちは「できない」場面に多く出会います。そう思ってしまったとき、どんよりした気持ちや寂しい感情が訪れてしまうかもしれません。しかし、見方を変えてみると、「できない」からこその気づきがあり、それを「できる」に変えるために工夫していく過程での新しい発見、それはまさに**誰も気づかなかった価値に出会える**ことがあります。

「小学校のクラスメイトと一緒にじゃんけんがしたい」

難病を抱える女の子さほちゃんとお母さんから寄せられた困りごとがきっかけです。彼女は学校でクラスメイトや先生と直接手を使ってじゃんけんをすることができず、少し寂しそうにしているということでした。当時ご縁があって親交のあった分身ロボット研究者　吉藤オリィさんと一緒にこの相談を受け、「何か解決できるものが作れるんじゃないか？」と意気投合して、

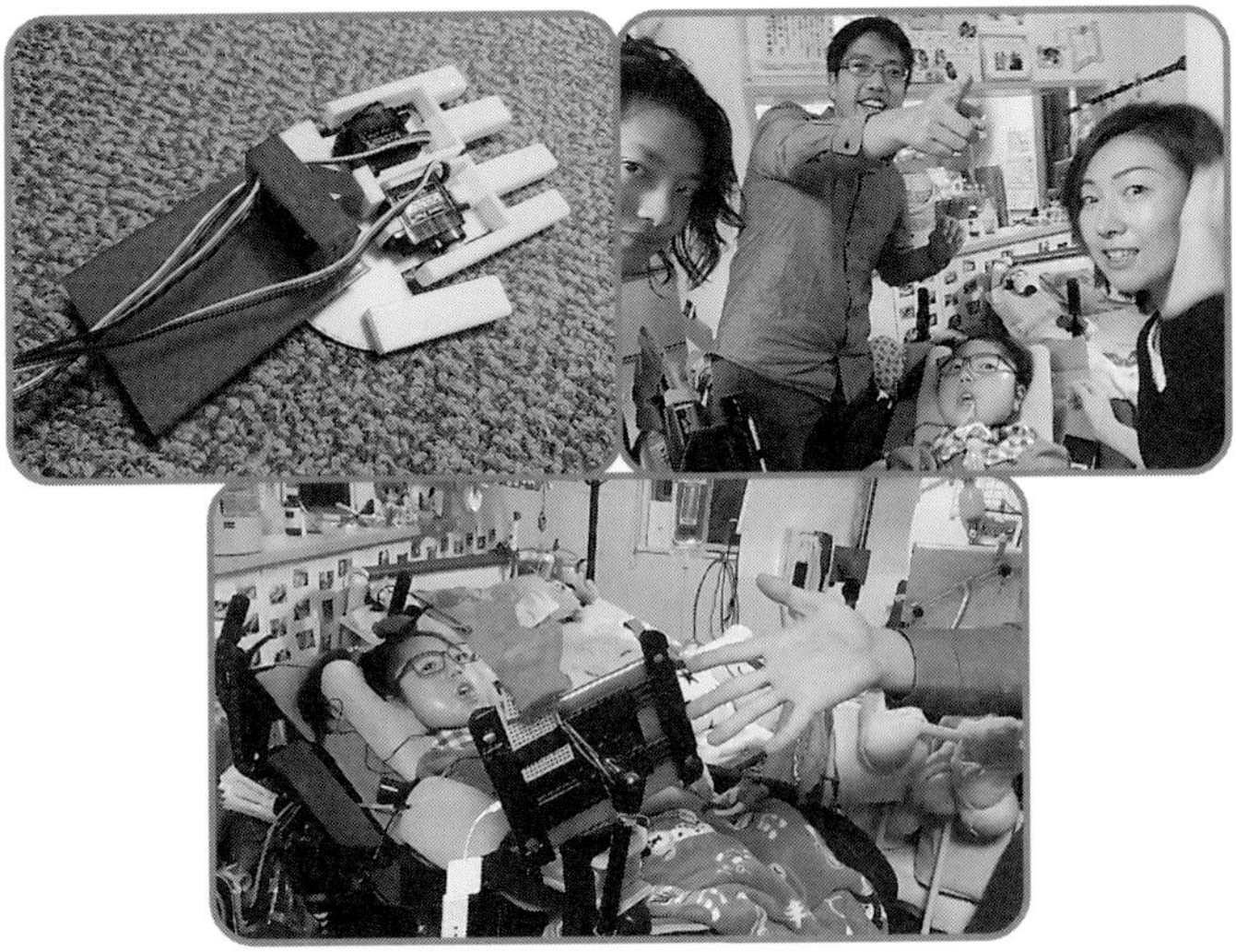

彼女のために「じゃんけんができるロボット」を作ることにしました。

彼女の家に4人が集まり、手持ちの材料を駆使して彼女のすぐ隣で試作機を作りました。彼女がわずかに動かせる指先で操作できるように、ボタンを1回押すと「グー」、2回で「チョキ」、3回で「パー」を出せるシンプルな操作のロボットハンドを半日ほどで開発しました。

じゃんけんの動きを簡易再現するだけなら電子工作の基本スキルで実装できるので簡単だろう、そう思っていました。しかし、実際に学校などでのじゃんけんの現場で使ってもらうと、多くの課題に直面しました。例えば、じゃんけんのタイミング。単に手の形を作っただけでは、相手とのタイミングを合わせることが難しかったのです。そこで、ロボットハンドから「じゃんけんぽん！」と音声を出してタイミングを誘導する機能を追加したら、良い感じで息のあったじゃんけんができるようになりました。

そうか、**じゃんけんって相手とタイミングを合わせて行うコミュニケーションなんだな**、と気づかされたのです。コミュニケーションだからこそ、介助者や他の人にまかせるのでなく、自分で出す手を決めたいのだと。

この気づきを踏まえて、じゃんけんをする前後の体験も大事だと感じました。そこで、じゃんけんの前に友達の興味を惹きつけるためのハンドジェスチャーや、じゃんけんを終わりたいことをやんわりと意思表示するために手首を振る「バイバイ」機能も追加しました。これがまた好評でした。

このハンドを学校で使ってもらったら、周囲の子どもたちが「何これー」「じゃんけんしよう！」と集まり、彼女が輪の中心となって新たな交流のきっかけが生まれました。彼女も興奮してじゃんけんを楽しんでくれたのです。小さいことかもしれないけど、その子にとって「できない」が「できた」に変わった瞬間であると共に、周りのクラスメイトを惹きつける「強み」となったのです。

[じゃんけん「できない」からこそ気づけたこと]

↓

じゃんけんはコミュニケーションである

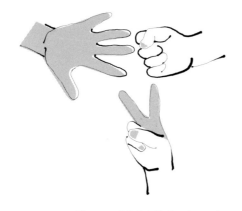

ロボハンドを動かすことで
周りの子どもたちを惹きつけ
コミュニケーションのきっかけを
作ることができる

ロボットを使った物理的表現が周りの子どもたちを惹きつけコミュニケーションのきっかけを作ることができる。

当たり前のように普段からじゃんけんしていると気づけない、一人の「じゃんけんできない」があったからこそ気づけた価値がそこにはあったのです。

「できない」からこそ、見えるモノ、気づける価値はたくさんある。

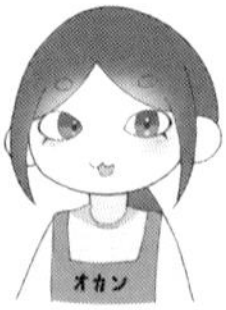

オカンのひとこと

息子より少し年上の小学生からのお声でしたので「そうかー、確かに小学生って何事にもじゃんけん使うなぁ。とも君が小学校入学するとき、先生に相談しようかな」と思ったことをはっきり覚えています。じゃんけん、大事！

2 「誰かのため」は「自分のため」に繋がる
～あいさつ&じゃんけんロボハンド『とものて』～

「じゃんけんハンド」を開発してから1年後。息子が地域の小学校に入学するという新たな節目が訪れました。初めての学校、新しいコミュニティの始まり。そこで課題となったのは、息子とクラスメイトとのコミュニケーションの障壁でした。しゃべることが難しい息子はどうしても大人の介助者経由で接することが多くなり、クラスメイトとの距離が生じてしまいがちになります。同年代のクラスメイトとの間で生まれる自然な交流を大事にしてほしい、これが学校生活で私たちが大事にしたいことでした。

「どうやれば、息子とクラスメイトとの交流を自然に深めることができるだろうか？」

そんなとき、「じゃんけんハンド」での気づきが頭に浮かびました。

コミュニケーションの基本である挨拶やじゃんけんを息子が自分で操作できるようになれば、クラスメイトとの交流も広がるのでは？

そこで、息子のために「じゃんけんハンド」を改良する形で、「あいさつ&じゃんけんロボハンド」愛称『とものて』を開発することにしました。学校生活で日常的に使う基本的なあい

〜とものて〜

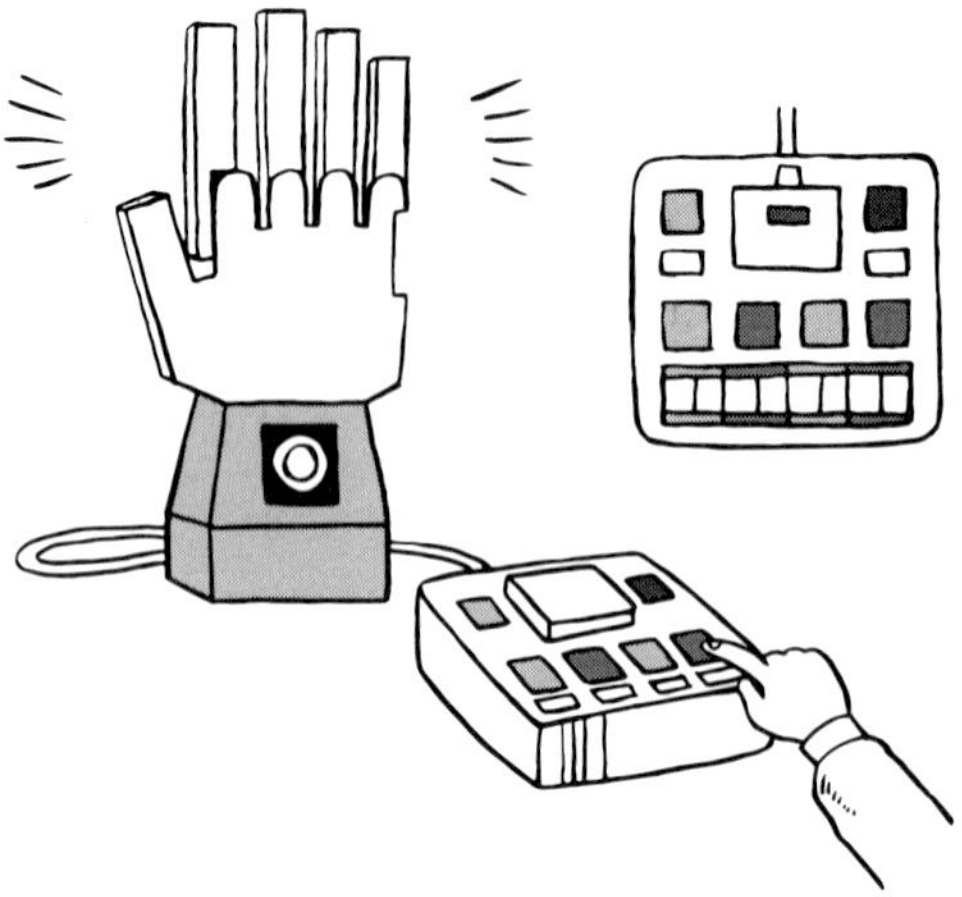

さつ、例えば「おはよう」「ありがとう」「バイバイ」などのボタンを選び操作し、ロボットハンドのジェスチャーで可愛く表現できるようにしました。日々の学校生活に耐えるように3Dプリンタで筐体を作り頑丈に仕上げる、車椅子に設置できるようにコンパクトに作るなど「日常として使えること」を大事にして製作しました。

早速、試作品を小学校に持っていき、先生方に見せると

「これはいい！　是非とも日々の学校生活で使いましょう！」

とノリノリで導入が決まり、それから『とものて』と共に息子の学校生活が始まりました。狙いどおり、この『とものて』はクラスメイトから大人気。息子の周りにはいつも子どもたちが集まり、

「これ、何?」「おはようやってみて」「じゃんけんしよう!」とクラスメイトから積極的に話しかけられるようになって、自然と友達の輪が生まれ、交流が加速していったのです。

まさに、会話トリガー装置、初対面アイスブレイクツールなのです。

これによって、息子も毎日挨拶の練習を繰り返すこととなり、友達に会ったら必ず挨拶すること、相手の言葉に対してリアクションすることを生活の習慣として学んでいったのです。

小学校に導入してから5年近く経ちました。『とものて』は息子の小学校生活の一部として常に息子と共にありました。毎朝、登校時は眠たそうな顔で机につっぷしながらも、ノールックで「おはよう」ボタンを選択してクラスメイトに挨拶するという特殊技能まで身に着けた模様(笑)。シーンによって「ありがとう」や「バイバイ」などの適切な挨拶を選択することができるようになったのです。

ちょうど3年生の終わり、すごくお世話になった校長先生が異動される際、「バイバイ」の挨拶をする前に自主的に「ありがとう」を挟んで、校長先生を嬉し泣きさせたのでした。

「すごい! この子、ちゃんと状況を認識して自分の意思を伝えたんだ」と私たちも息子の成長を実感して嬉しくなりました。

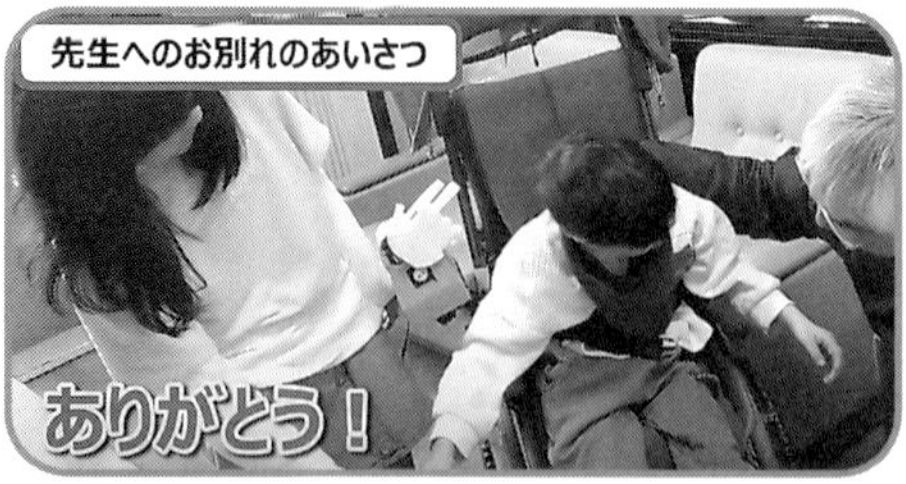

あいさつ＆じゃんけんロボハンド
「とものて」

https://youtu.be/EUabmsxk2yQ

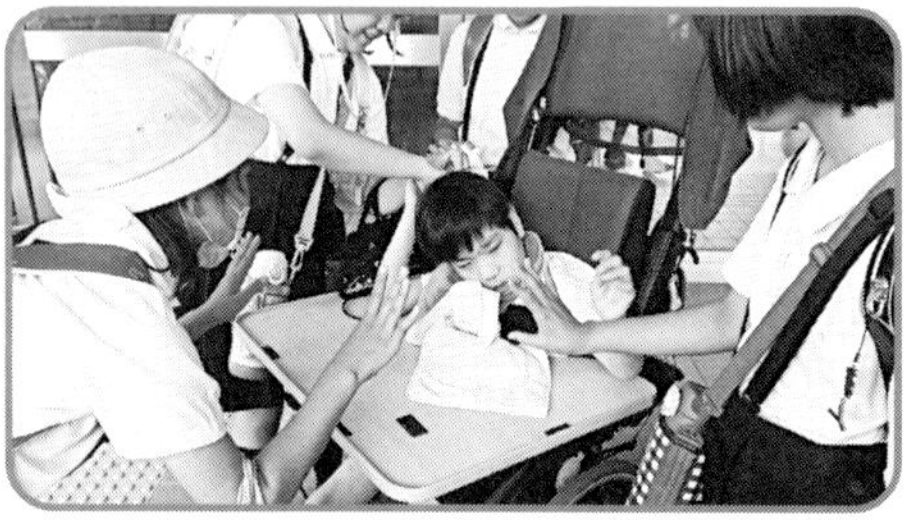

しゃべれない子の意思をわかりやすく周りに伝えられる『とものて』。「物理的に動く」ことが、どれほど強力な自己表現手段になり得るか肌で実感してきたのでした。

「物理的に動く」は分かりやすい自己表現

『とものて』は、ロボ技術観点としてはスイッチ操作で動く3軸モータロボットにすぎません。何かをつかんだり運んだりはしません。しかし、しゃべれない子どもの「できない」起点で考えたとき、分かりやすく伝えることができる自己表現のための自己拡張ロボットとなるのです。子どもが興味をもつモーションに引

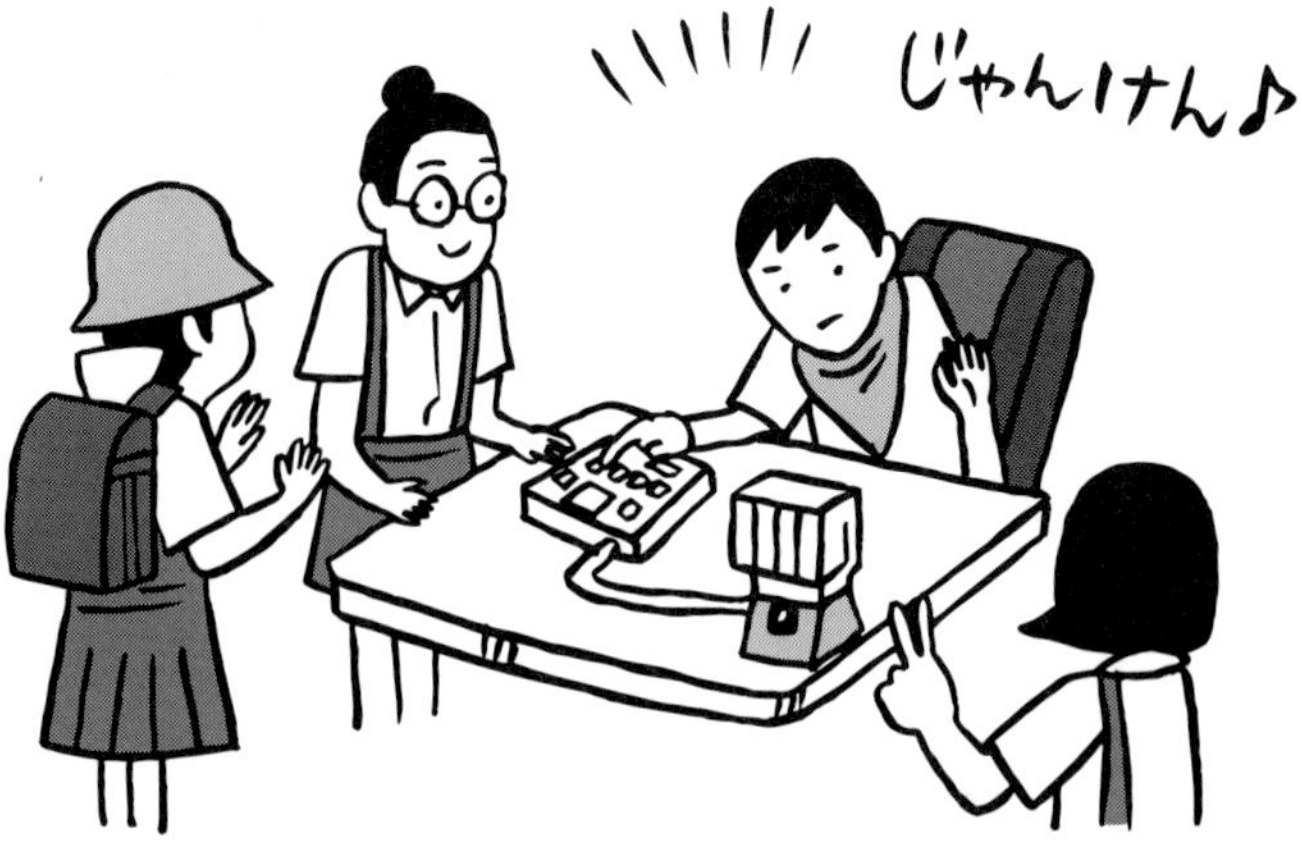

き寄せられて、友達が自然に集まってきて、交流のきっかけが生まれる。友達の橋渡しの手、まさに「友の手」となっていったのです。

一人の女の子の「できない」を解決するために作ったロボットは、こうしてわが子の学校生活の必需品へと繋がっていったのです。SNSなどで『とものて』を公開すると、「うちも使ってみたい」「ぜひ欲しい」という声をたくさんいただきました。

同じ悩みや想いを抱えた子どもたちや家族にはなんとか応えたい。

そこで、『とものて』を必要としてくれる方に製作提供する活動を始めました。口コミで少しずつ広がり、一年経った今では30台近く当事者の子どもたちに使ってもらってます。「使うと周りの子たちが寄ってきて場が盛り上がる」と嬉しい声をたくさんいただいています。
一人の「できない」起点で生まれたものは、同じ困りごとを抱えた人に深く突き刺さります。それを解決していくことは、自分のためにも繋がるし、そこから必要としてくれる他の当事者たちにも繋がっていくのです。

自分だけが知っている「できない」ことは価値になり、それが自分の強みになる。

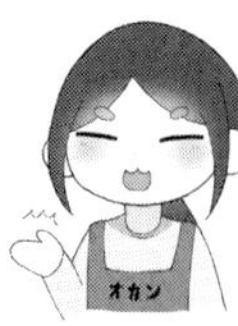

オカンのひとこと

コロナ禍での入学、ただでさえ会話が控えられているときに自発的に話せない息子にとって、『ともので』は初めましてのクラスの子と繋いでくれるありがたい存在！　周りから人気すぎて、何度も手がもぎ取られそうやったけど（笑）
クラスのレクリエーションでじゃんけん列車をした際、勝率良く先頭になったことも!!

3 「したい」は、可能性の宝箱
～楽器＆ライフアシスト「アームワンダ」～

一人の「できない」からこその気づきに加えて、その人の**「したい」という気持ち**もとても大切なのです。

「肢体不自由は『したい』不自由」という表現がよく使われます。「できない」からこそ「やりたい」という想いも強くなり、その想いの強さこそが新しいものを生み出すエネルギーとなると強く感じています。

「音楽が大好きな肢体不自由の子どもたちと、楽器を使って一緒にセッションしたい」友人である吉藤オリィさんの主催する当事者×エンジニアによるオンライン研究会「オリィの自由研究部（β）」の中で、支援学校で講演ライブ活動を行うミュージシャンの友人たちからの相談事がはじまりでした。音楽演奏や製作が得意な仲間達を巻き込み、肢体不自由な子どもたちと一緒にリアル楽器を演奏できる電子装置の開発に取り組みはじめたのです。

さまざまな形式の試作品を重ねた結果、その昔、息子の保育園でのおゆうぎ会でのタンバリン演奏のために作った打楽器装置をリメイクする形で製作が進みました。

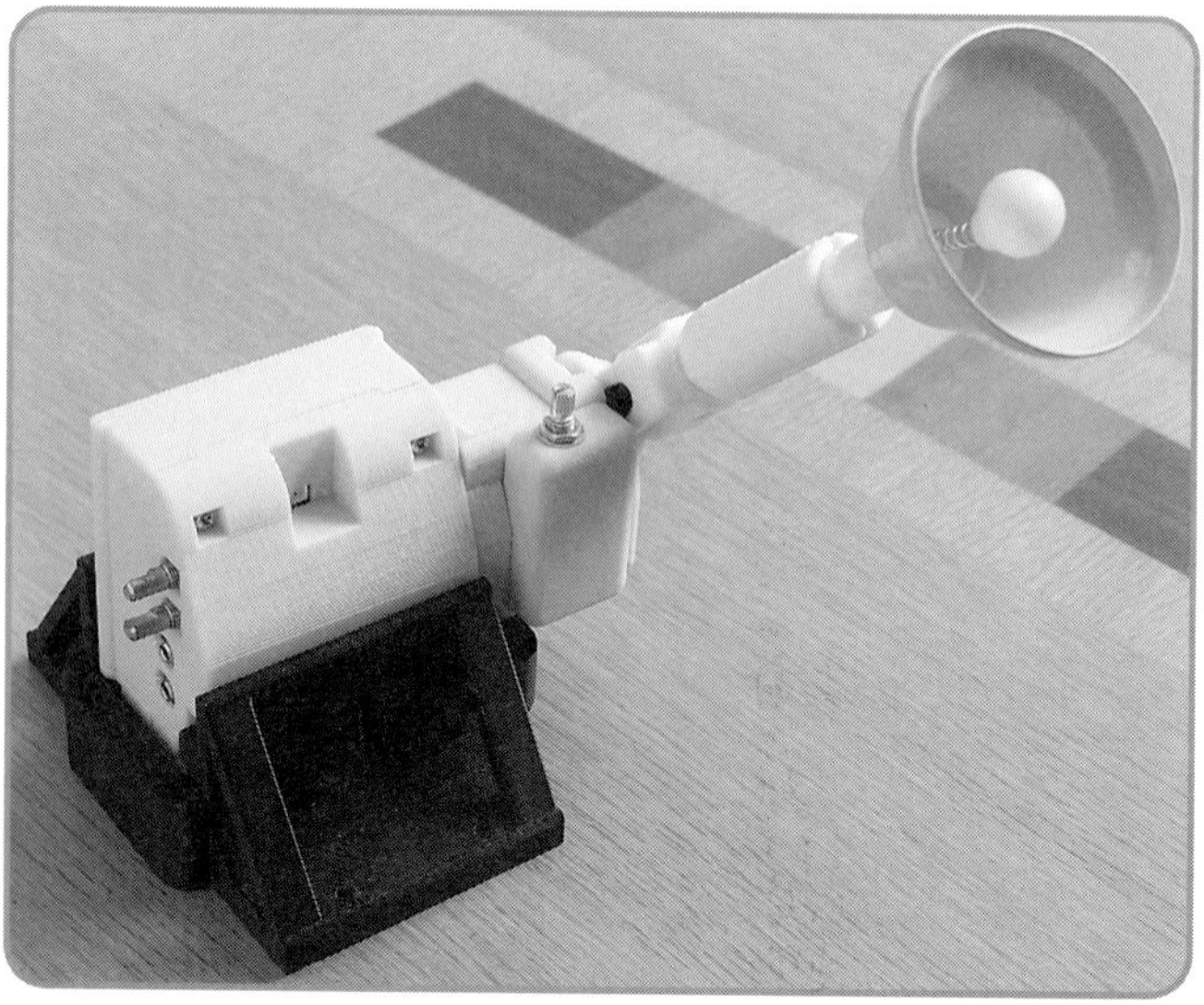

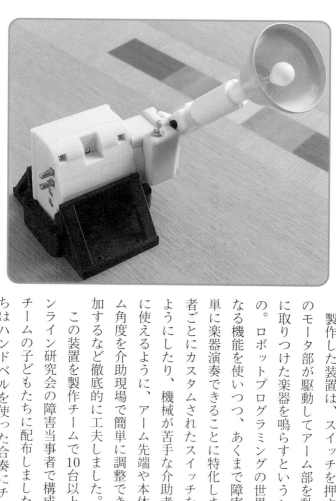

製作した装置は、スイッチを押すだけで1つのモータ部が駆動してアーム部を動かし、先端に取りつけた楽器を鳴らすというシンプルなもの。ロボットプログラミングの世界では基本となる機能を使いつつ、あくまで障害当事者が簡単に楽器演奏できることに特化しました。当事者ごとにカスタムされたスイッチを接続できるようにしたり、機械が苦手な介助者でも直感的に使えるように、アーム先端や本体固定、アーム角度を介助現場で簡単に調整できる機能を追加するなど徹底的に工夫しました。

この装置を製作チームで10台以上製作し、オンライン研究会の障害当事者で構成された演奏チームの子どもたちに配布しました。子どもたちはハンドベルを使った合奏にチャレンジし、

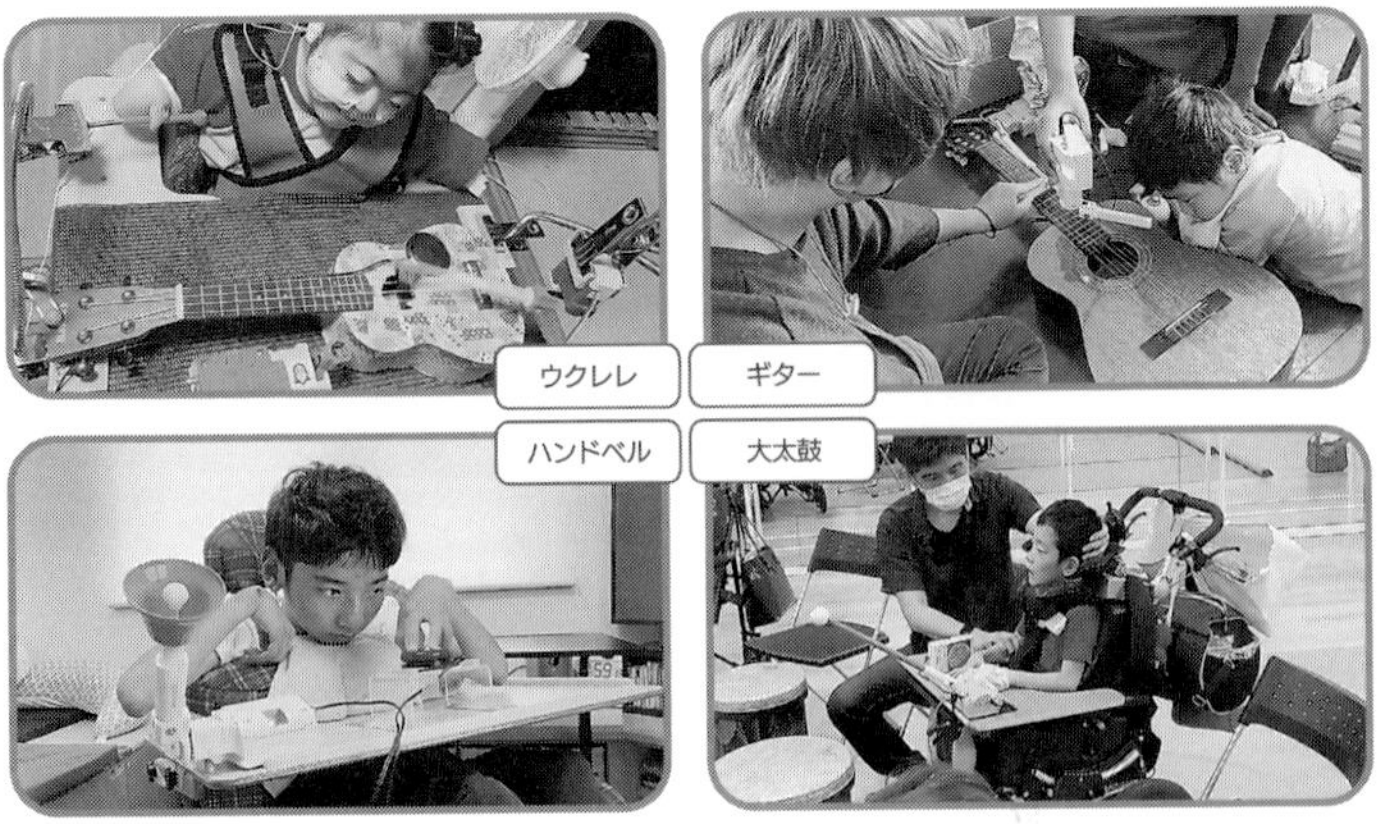

ウクレレ　ギター　ハンドベル　大太鼓

それぞれ自分の操作しやすいスイッチを使って、バンド演奏にあわせたハンドベルセッションを楽しんで取り組んでくれました。

さらに思わぬ展開に。音楽好きの男の子てっちゃんが「ウクレレを弾いてみたい」とアームの先にピックをつけてウクレレの弦をストロークして弾いてみせたのです。また、別の友達は、「太鼓を叩いてみたい」と、アーム先端にバチをつけて小太鼓を叩いてリズムを刻んだのです。「ボール転がしもしてみたい」と、斜面に本装置を設置し取っ手でボールを固定し、スイッチを押してボールを発射するということまでやってみせたのです。そして、ついには、「ドリンク注ぎもできるかも！」と市販ビールサーバの取っ手部分に本装置を取りつけることで、ビールを注ぐことにも成功しました！　息子に生まれて初めて注いでも

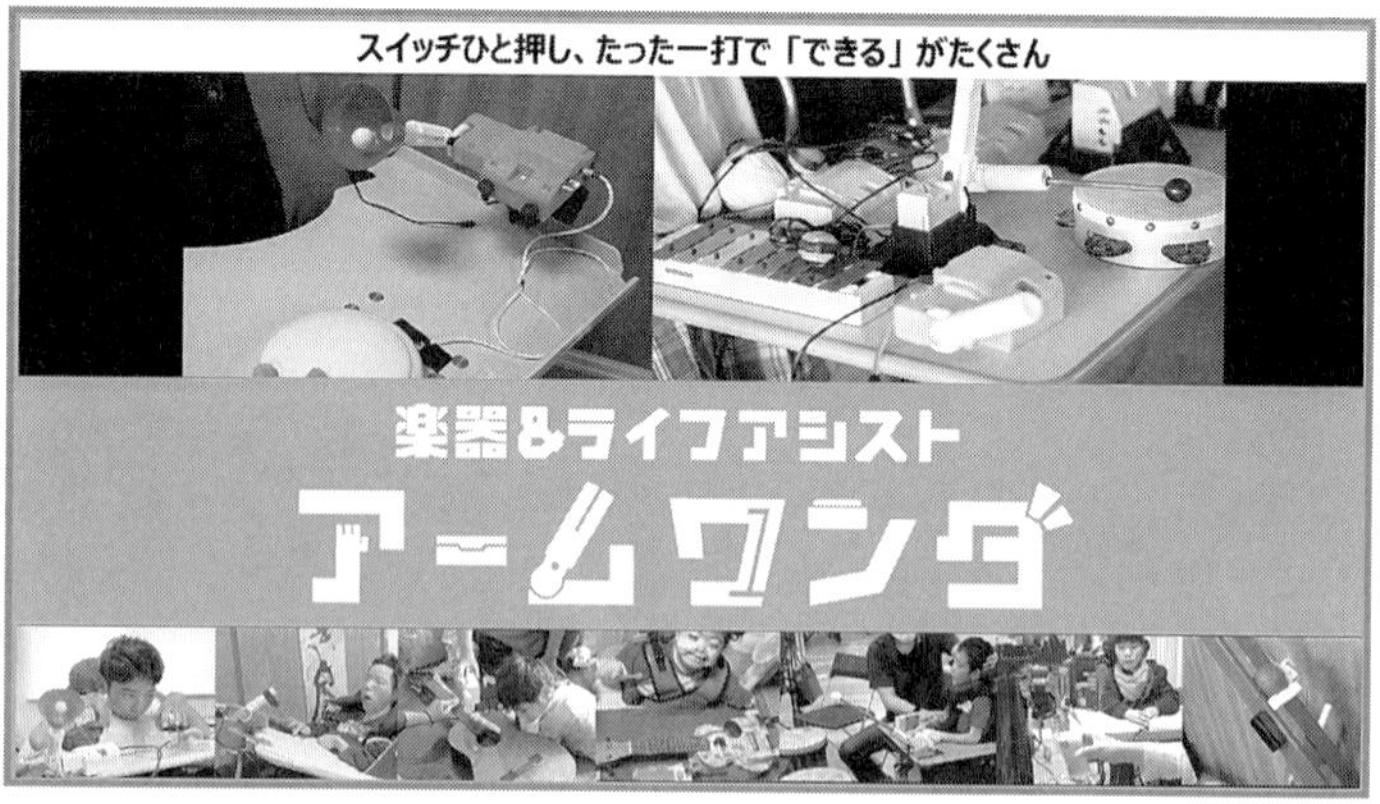
スイッチひと押し、たった一打で「できる」がたくさん
楽器&ライフアシスト
アームワンダ

らったビール、本当に美味しかったなぁ〜

もはや楽器演奏というコンセプトすらも超えていったアイディアと実践！

これらはすべて、当事者の方々の「したい」という願望とエネルギーから生まれたのです。私もそのエネルギーにたくさん後押しされ、当事者の身近な環境ですぐに使えるように、装置の機能改良や追加オプションパーツの設計実践活動に没頭していきました。

その結果、ハンドベル、タンバリン、ウクレレ、ドラム、木琴、アコースティックギターなどの楽器演奏に加えて、ボール転がし・うちわ仰ぎ・はんこ押し・ドリンク注ぎ・金魚すくい・スイカ割りゲーム・ハリセンつっこみといった生活支援にも活用できました。これらはすべて、障害当事者たちの「したい」から生まれた応用事例なのです。

「スイッチを押したら、一振り一打動くだけのシンプル

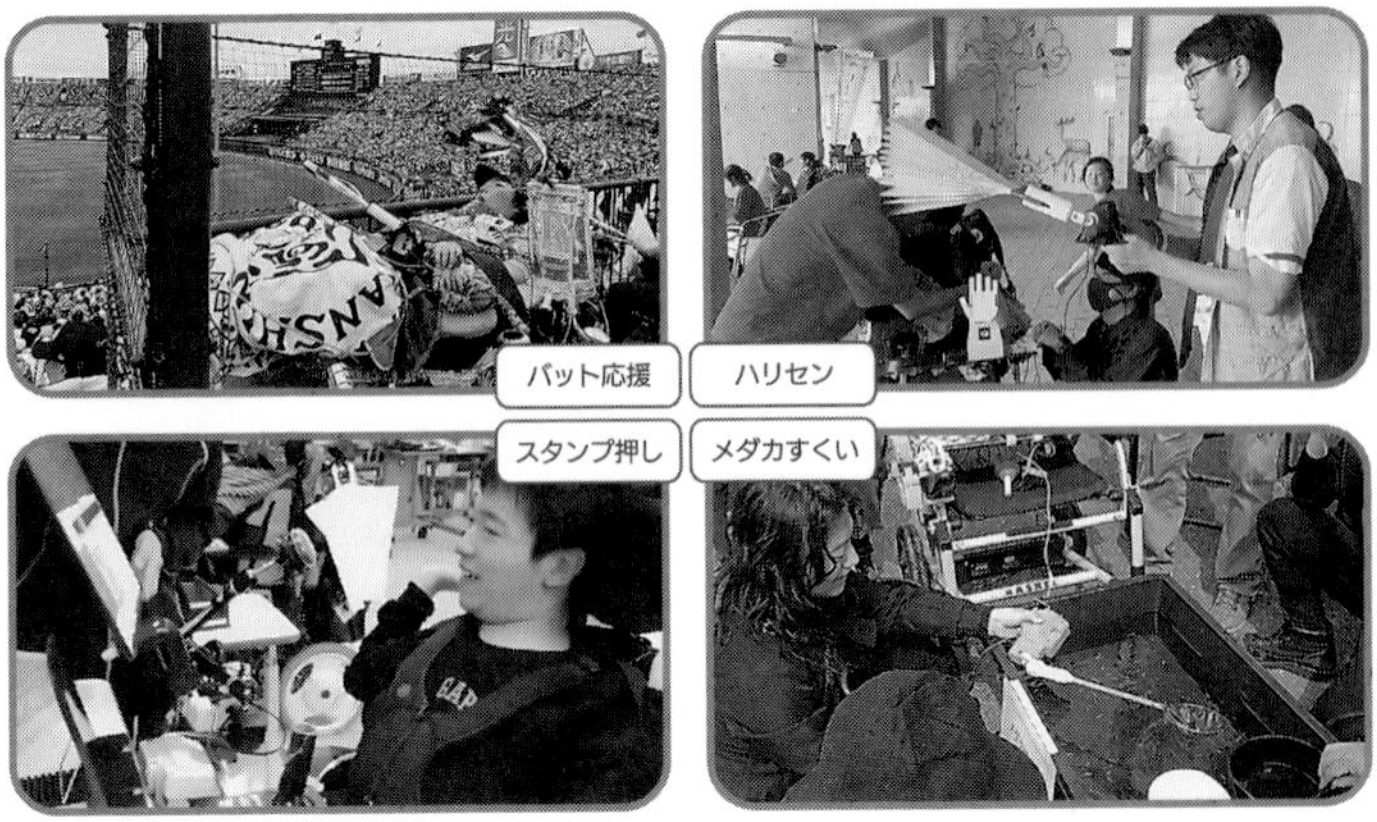
バット応援
ハリセン
スタンプ押し
メダカすくい

なロボアーム、しかしその一打（One-Da）で、たくさんの『驚き（Wonder）』と『できた』が広がっていく」の意味を込めて「アームワンダ」と名づけました。

このアームワンダの取組事例をSNSで公開したところ、多くの障害当事者や支援者から「使いたい」「欲しい」という声が寄せられました。この声に応える形で、わずか1年で200台以上もハンドメイド製作・提供をしてきました。そして、さらに新しい使い方が多数生まれたのです。

例えば、野球が大好きなあかりさん。アームワンダにミニバットをつけて、メガホン応援に使うようになりました。そして、実際に甲子園のスタンドに足を運び、スタンドからの大応援にあわせてメガホンを振るうちに、隣にいたファンの方と仲良くなったそうです。自分の意志を物理的に表現することがまさに共体験につながったのです。

他にも、地域のお祭りで、アームワンダで鳴子おどりに参加して地域の方と盛り上がったり、学校で「運動会の審判役（勝ったチームの旗上げ役）」「はんこ押し係」という役割になったなど嬉しい話を多くいただきました。「物理的に動く」ことが、周りの人の心をつかむ手段になるのです。

技術的にはスイッチでモータが動くだけの非常にシンプルな装置です。しかし、障害当事者の「したい」というエネルギーによって、「アームワンダ」は当事者や支援者が使いやすい形へと進化していき、当事者の「できる」を広げていくことへと繋がっていったのです。

一人の当事者の「したい」が、多くの「できる」を生み出し、次の新しい価値を作っていく

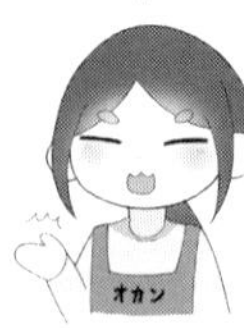

オカンのひとこと

多くの子どもたちに届けるため、家族でバリバリ製作中！　アームワンダのバリ取りは任せてくれ！　家事と育児の合間にバリバリとキレイにしておりますよー!!

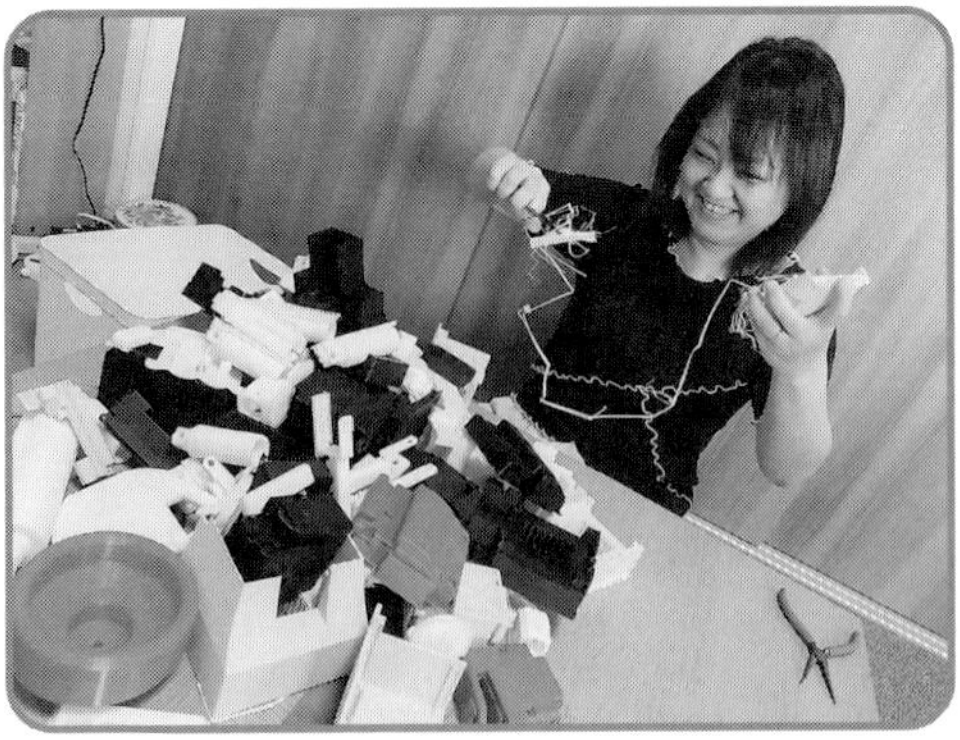

【スイッチひと押しで「できる」】
楽器 & ライフアシスト『アームワンダ』

https://youtu.be/gKpFQF3HLig

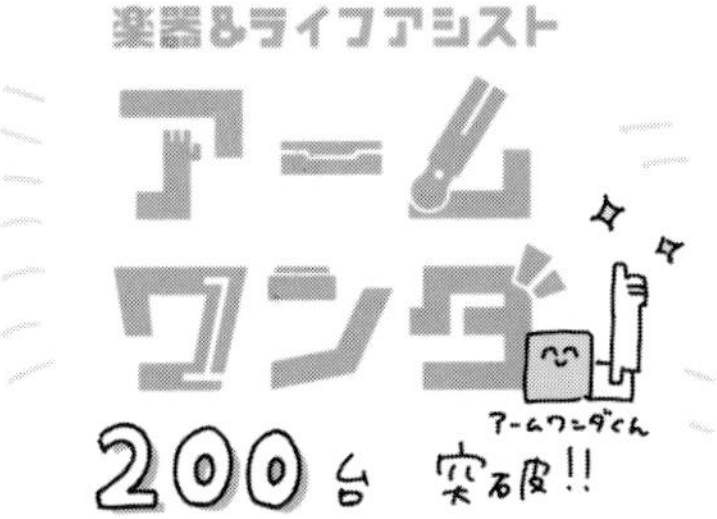

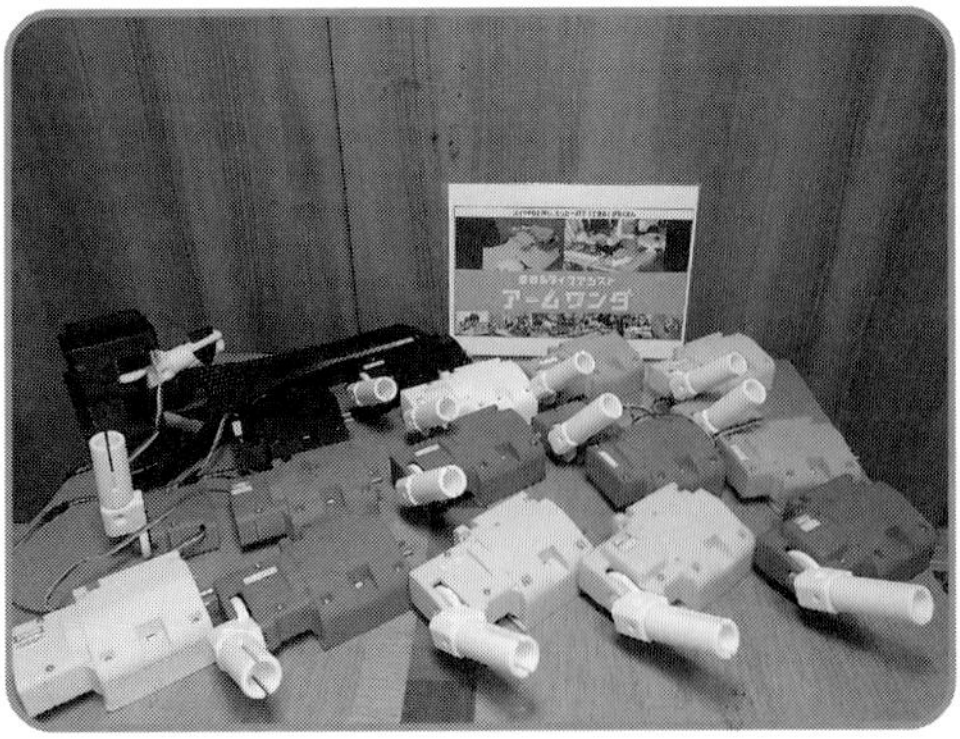

4 一緒に使い続ける人がいてこそ、価値が広がる
～オンラインボッチャ装置～

「できない」を解決するための道具、これを作っただけでは意味がありません。**必要としてくれる人に繋がり、その道具を積極的に使い続けることができる環境**があってこそ価値が広がるのです。これは、作り手だけでは実現できません。使い続けてくれる人々、**よりよい使い方を一緒に試行錯誤してくれる人の存在が不可欠**です。

2020年、未曽有の新型コロナ禍が広がりはじめた時期、

「子どもたちが集まれない状況でも、一緒にスポーツを楽しむ方法はないだろうか？」

という相談がオンライン研究会（オリィの自由研究部）の中であがりました。相談を持ちかけたのは、重度心身障害児向けの放課後等デイサービスを運営されているお父さんで、その施設ではボッチャというボールを転がし白玉に近づけることを競うパラスポーツを子どもたちと楽しんでいたそうです。この相談を受け、私と吉藤オリィさん、友人らと共に、自宅からオンラインでも楽しめるボッチャ投球システムを作るプロジェクトに着手しました。

オンラインボッチャ装置

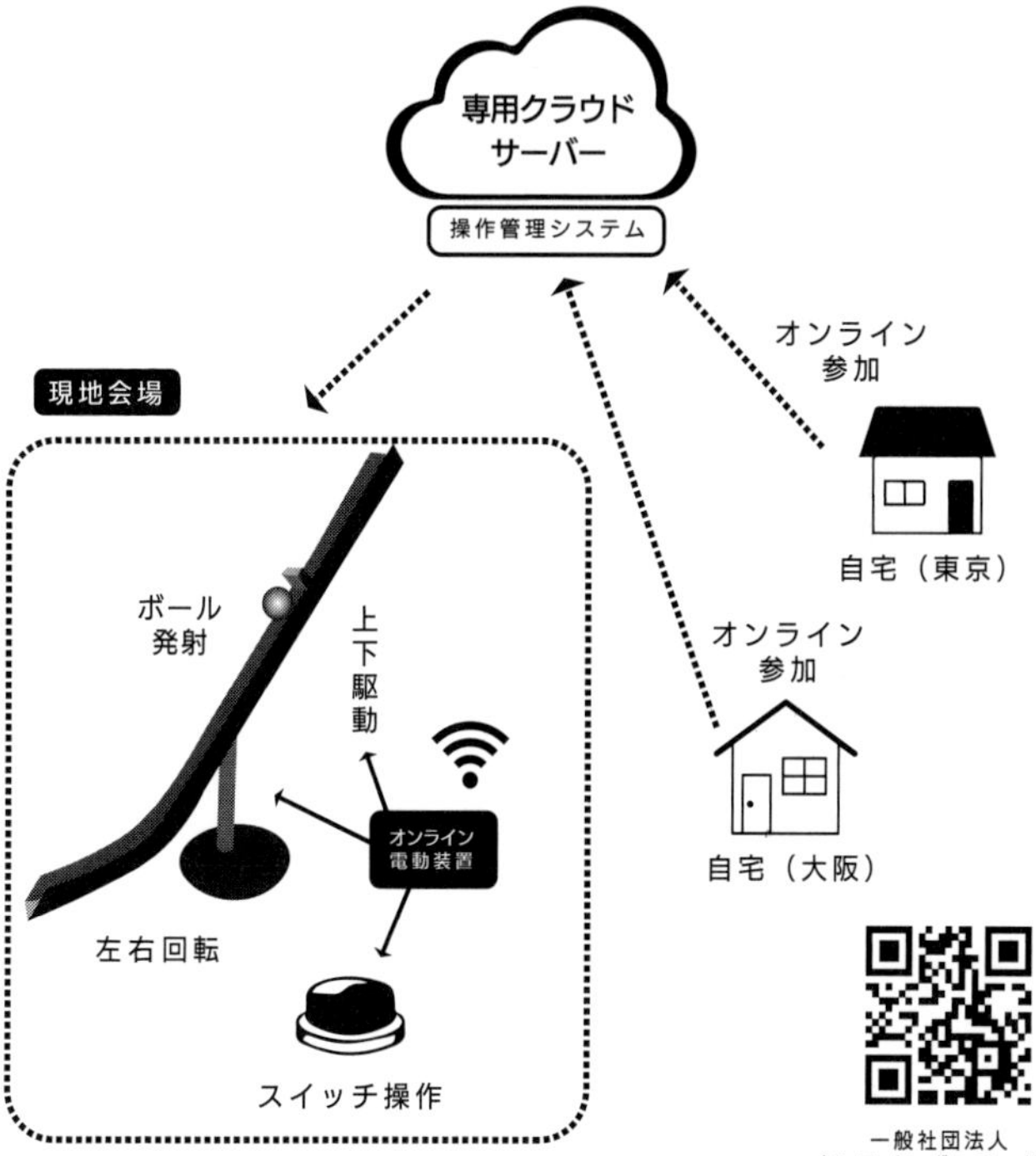

一般社団法人
オンラインボッチャ協会
https://online-boccia.net

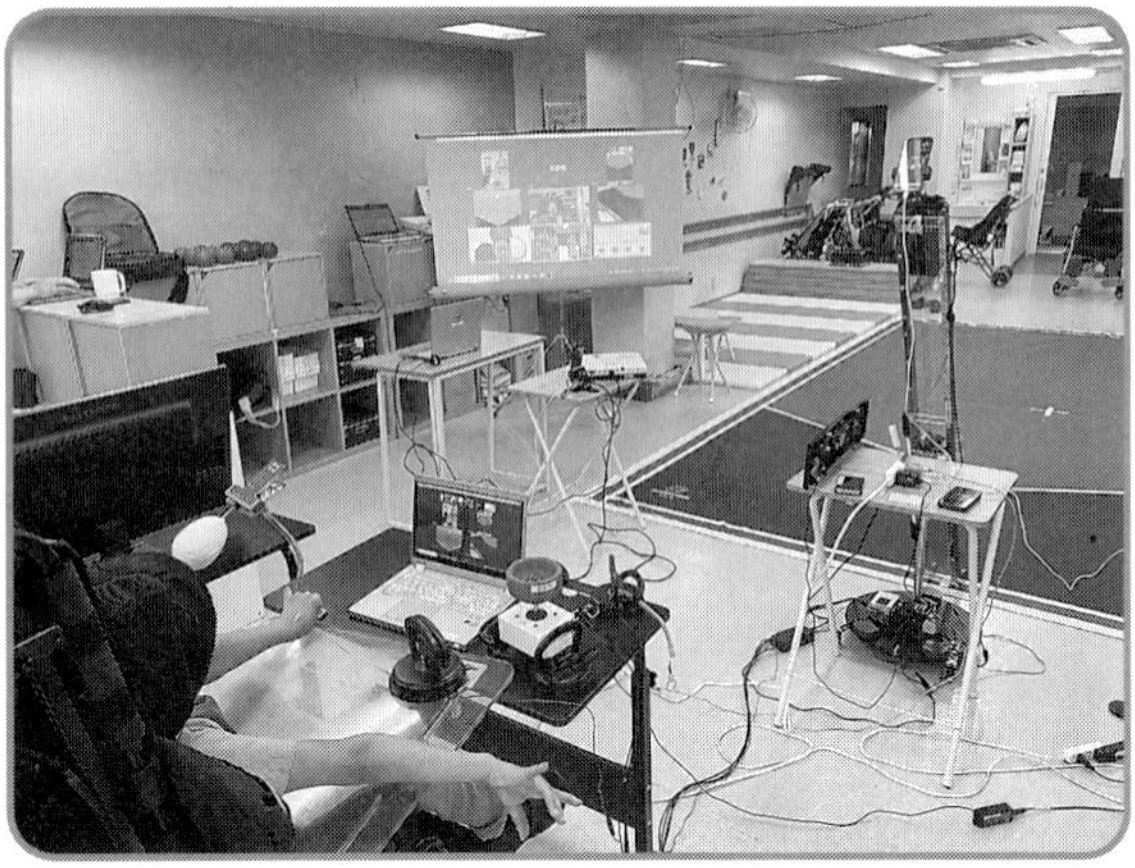

この装置は、ランプと呼ばれるボール投球スロープ台を電動化し、インターネット経由で操作できるオンライン機能を実装しました。ＰＣやスマートフォンのブラウザから簡単にアクセスでき、Ｗｅｂ画面からボールの左右投球方向、ボールの投球高さ（ボールの転がる強さ）を物理的に遠隔操作して微調整し、狙いを定めて遠隔からボールを発射できる装置を作ったのです。自宅にいながらでもオンラインからボッチャをプレイできるようにしたのです。

開発してすぐに、オンライン研究会のメンバーたちと共に、オンラインボッチャのお試しイベントを開催しました。障害をもった子どもたちを含めて多くの仲間が全国からオンラインで集まり、遠隔から皆でボッチャをプレイして楽しみました。盛り上げ上手な司会者の熱い実況、配信得意な仲間の作る見やすい観戦画面、現地遠隔

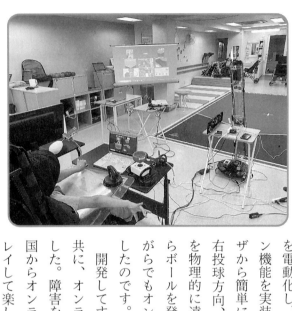

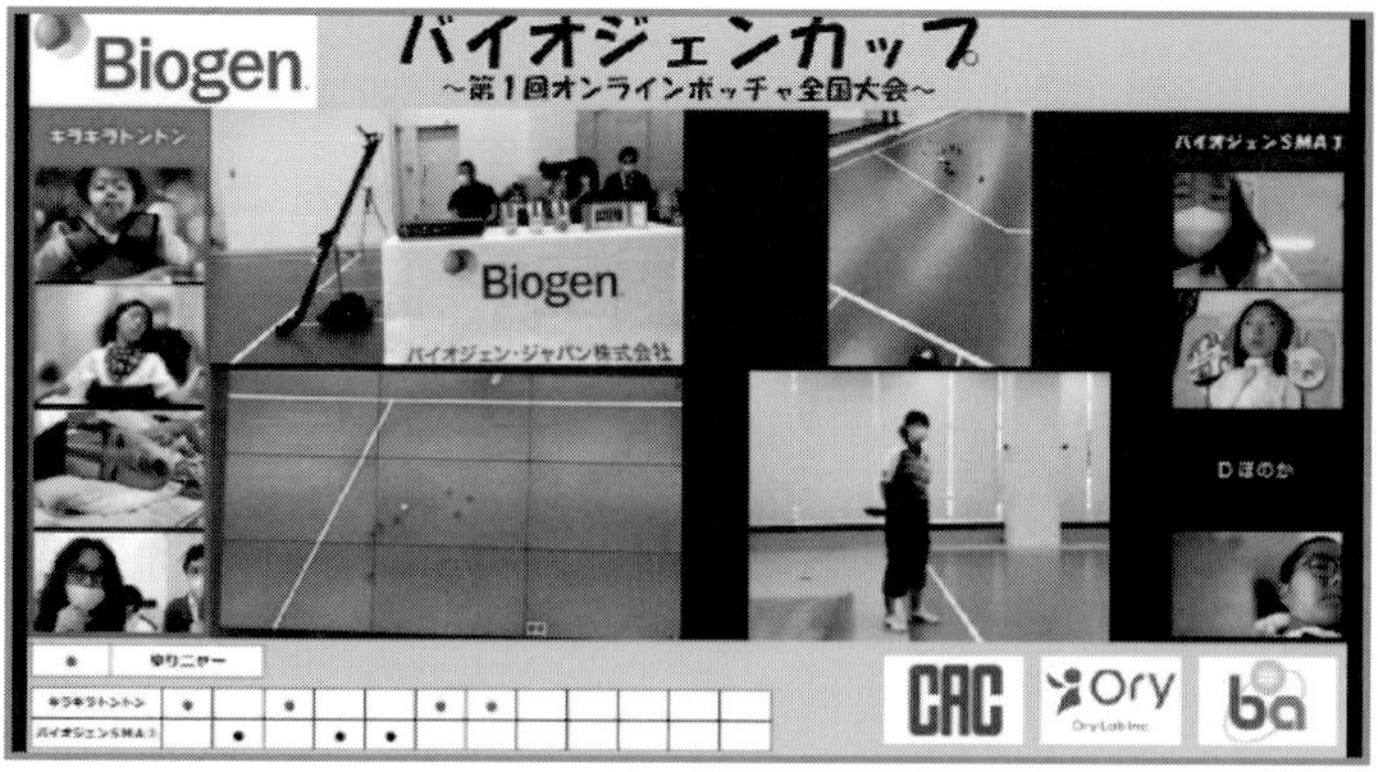

© 一般社団法人オンラインボッチャ協会

入り混じった暖かい声援、「楽しいイベントを作ろう」という仲間たちの盛り上げのおかげで、イベントは大盛況。

このプロジェクトのきっかけだったお父さんも大変喜んでくれ、「オンラインボッチャ」という新しいスポーツ体験と可能性にたしかな手ごたえを感じてくれました。

「これを全国の子どもたちに届けたい」

とさらに熱い想いを持って活動の幅を広げられたのです。オンラインボッチャという新スポーツを立ちあげるための一般社団法人も設立、毎月の定期的なオンラインボッチャ練習会も継続運営されてきました（3年以上経った今でも練習会は毎月継続中）。誰もが気軽に体験できる土台環境を作る、まさに「使い続ける」環境を作ることで、子どもたちが自宅から気軽に楽しめるオンラインボッチャコミュニティが形成されていったのです。

この取り組みはやがて注目を集め、病院や特別支援学校でのレクリエーション、大学での研究活動にも使われていきました（息子が小さい頃からお世話になっていた病院でも導入活用することになり、個人的にもお世話になった人たちに恩返しできて嬉しかった）。そしてなんと、企業スポンサーの協力を得て、全国の特別支援学校を巻き込んだ2カ月間にもおよぶ大規模な全国大会まで開催されるに至りました。

「自宅からでも仲間と一緒に達成感を味わえるのが嬉しい」

「オンラインボッチャのおかげで、工夫すればいろんなことができるとわかった」

といった参加者からの嬉しい声に、私も胸の奥が熱くなりました。

「楽しいを、あきらめない」

これがオンラインボッチャ大会のスローガンでした。最初の一人の「できない」「したい」があったから、この世に生まれた新しいスポーツ体験。

作る人だけでなく、使い続ける人、応援する人たちが一緒になっていけば、その「楽しい」価値はどんどんと広がる。

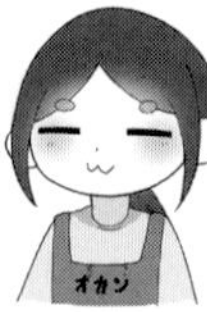

オカンのひとこと

ボールを転がすのが大好きな息子、オンラインだと少し難しそうだったけど、それを見て追加した物理操作ボタンを使って、何度もボールを発射して楽しんでくれました！　待ってくれてる子どもたちのために作り続けるオトン。

ただ、そのためとはいえ、

開発中のボッチャランプが3台リビングに並んだ時は狭くて狭くて……。

Phase
5

当事者×支援者で「作る」「使う」を繰り返す

1 目的もなく、ただ「歩く」行為は楽しくない

生後まもなく脳性麻痺と診断された息子、生まれてからこれまで自分の力で歩く経験をしたことがありません。歩くというのは、ただ行きたい場所に移動できるだけでなく、「歩く行為を通して足からの刺激を得られ体幹を育てる」「視界が上がり見える世界が広がる」など、身体面／認知面の成長に繋がると感じています。

自分の力だけで完全に歩けなくてもいい、歩行器など機器サポートを受けながらでも、自分の意志で足を使い前に進む経験をしてほしいと思い、1歳の頃から歩行リハビリに取り組んできました。しかし、息子は、歩く行為を全面拒否。歩行器にまたがると10秒ももたず、「わー」と叫んで歩行器から降りようとするのです。何度も繰り返しても結果変わらず。そう、彼は歩いたことがないからこそ、歩けることにメリット（楽しさ）を感じておらず、歩行リハビリはただ苦痛な時間でしかないのです。例えば、ご高齢の方やけがで足を負傷した方の場合、「前みたいに歩けるようになりたい」というのが大きなモチベーションとなりますが、息子は経験そのものがないので、歩行に対してモチベーションを上げられないのです。

当時６歳　歩行訓練の様子

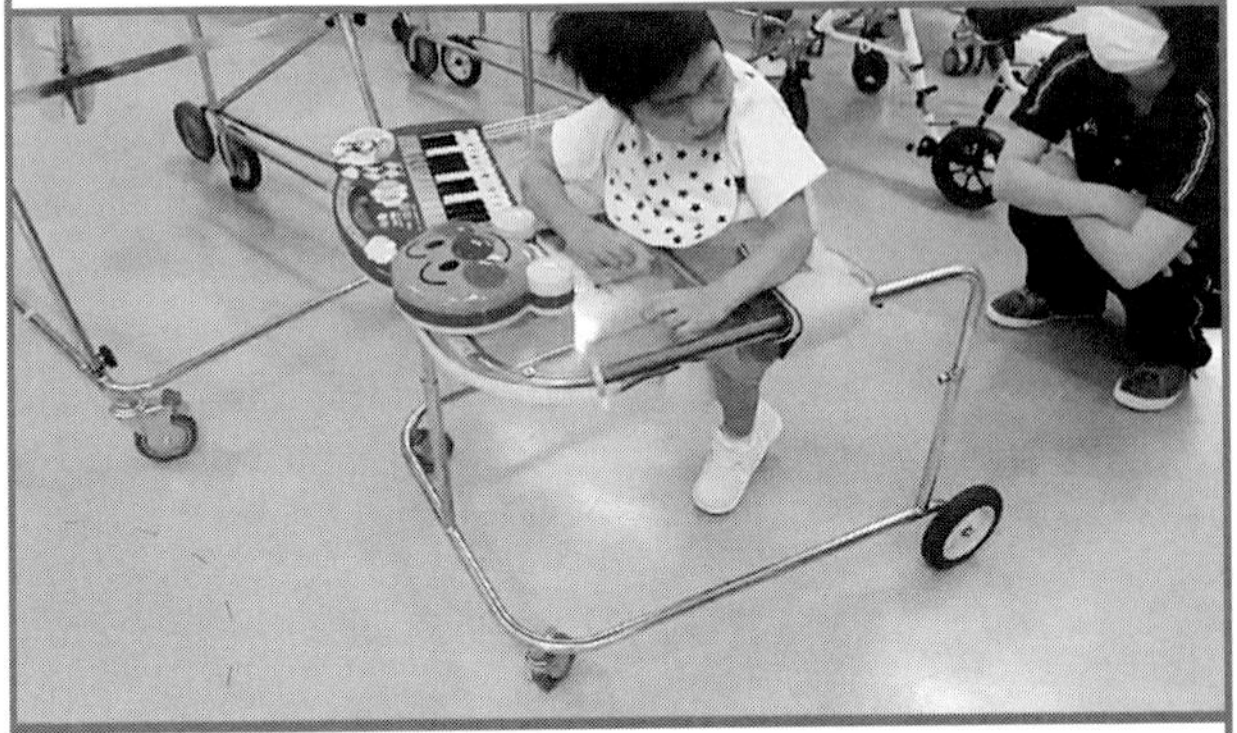

歩行リハビリを息子は全面拒否

■「歩く」ことへのモチベーションが上がらない
　→歩いた経験がないから
■足をつかうことに興味がある？
　→ただツライだけ

であれば、歩くという行為に息子の好奇心をひきだす何かを見つけることができれば、歩行リハビリに前向きに取り組めるかも⁉

もし歩くという行為に連動して、その子の大好きなフィードバックがあるなら、それを楽しみに自ら足を進めるのでは、と考え、歩行リハビリを楽しくするためのモチベーションアップ装置の開発をスタートしました。

オカンのひとこと

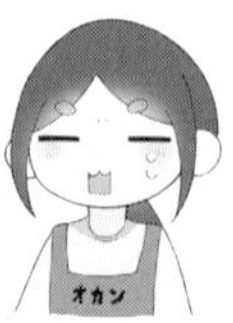

体を作っていくためとわかっていても、あまりにも歩行器を嫌がるので、「ここまでさせる必要あるのか」と何度も悩みました……。あまりにも大絶叫するので、いろいろな先生にリハビリに来ていることがバレます（笑）

2 「歩く」×「その子の好きなモノ」を探すための試行錯誤へ
～歩行リハビリエンタメシステム Melody Shoes～

・1号機製作：好きな音楽を加えてみた

当時、息子はなかなかオモチャに反応を示さない状態でしたが、唯一気に入っていたオモチャが楽しい音の鳴る電子絵本でした。音に対するリアクションが比較的良好だったため、足踏みすると「自分の大好きな電子音」が鳴るデバイスを思いつき製作しました。靴の中敷きに圧力センサーを仕込み、圧力センサーが一定の重さを検知すると電子音を鳴らします。息子が足にちゃんと体重をのせてしっかり地面をふみしめることで初めて音が鳴る仕掛けです。（息子が好きな音源をＭＰ３プレーヤのようにセットして再生させます。）無事に完成して、いざ息子に装着してもらいましたが……ほぼ無反応。ゲームのコイン音、アイテム入手音、レベルアップ音など息子がよく聞いていた音源をたくさん試したものの、自分から足を上げることもなく、全く効果が見られず見事に撃沈しました。

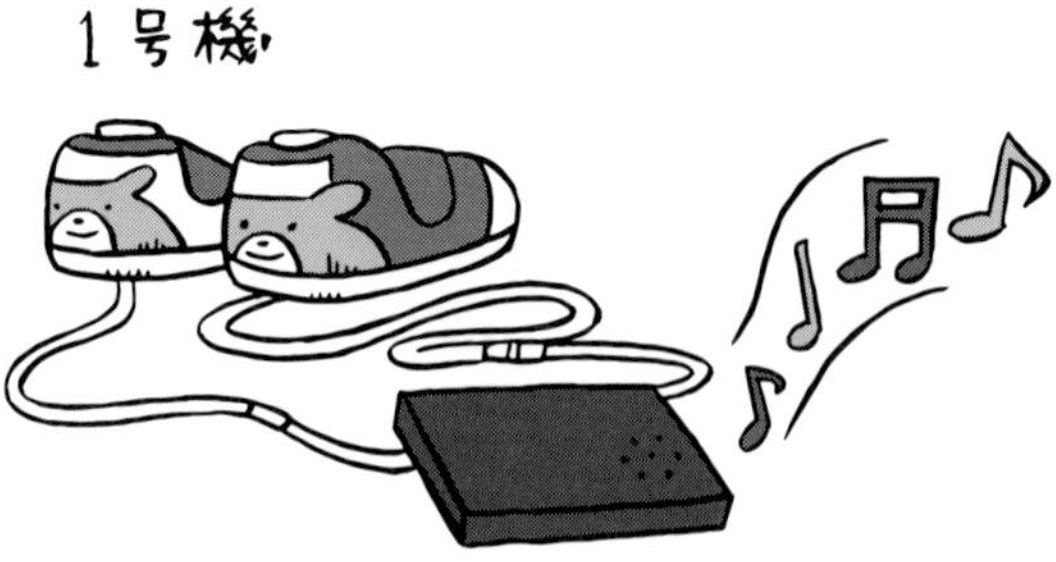

・2号機製作：Nintendo Labo®を使って段ボールで作ってみた

1号機での失敗から、音の鳴る靴の開発はしばらく止まっていました。そんな時、偶然見つけたのが人気ゲーム機 Nintendo Switch®の「Nintendo Labo®」というソフトでした。このソフトは単にゲーム機のディスプレイ上だけで遊ぶのではなく、専用コントローラや段ボールを組み合わせることでさまざまな物理工作に連動できるゲームソフトです。このソフトには、あらかじめ用意されていた工作コン

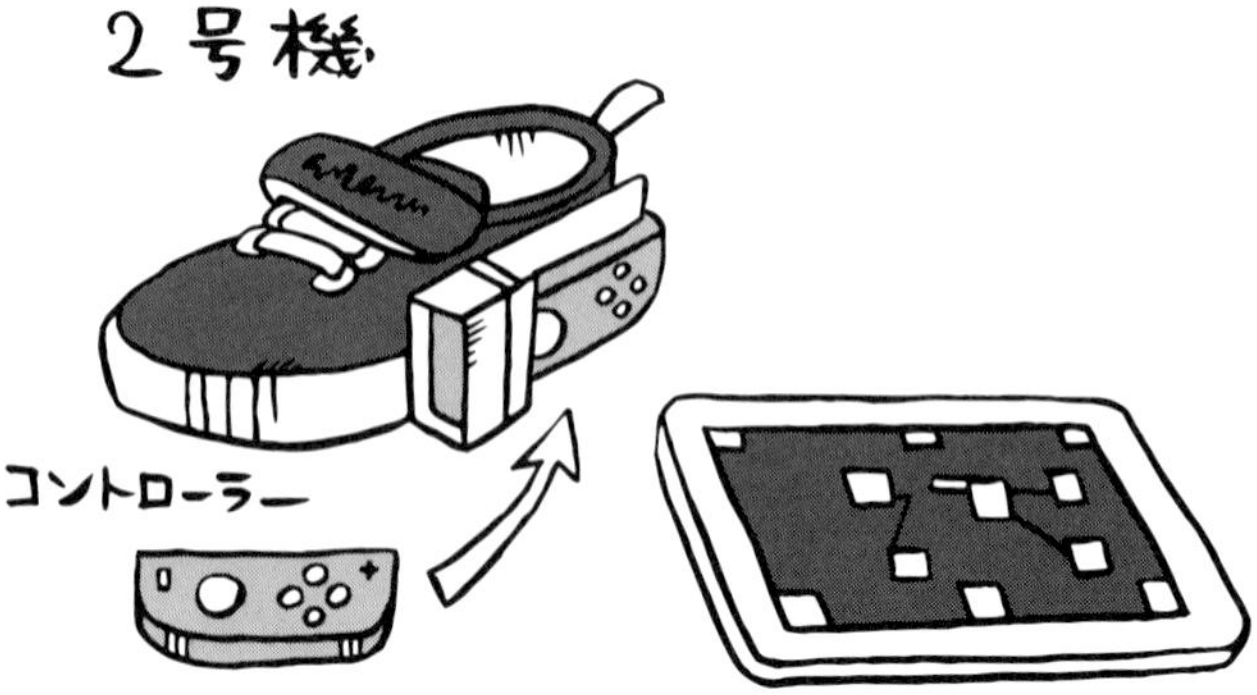

テンツだけでなく、オリジナルの工作を開発する機能もありました。一通りのコンテンツを遊び終えた後、「何を作ろうかー？」と娘に相談してみたら、「それなら、ともくんが楽しく歩ける靴を作ってあげたい」と提案してくれたのです。娘きっかけで再び燃えあがった製作モチベーション、この勢いのまま娘といっしょにNintendo Labo®を使った2号機を製作しました。

両足の靴にNintendo Switch®のコントローラを取りつけ、コントローラのジャイロセンサが足の動きを検知すると不思議な効果音を鳴らす簡単な工作靴を作りました。娘から「ともくん、光るの好きだから、画面も光ったほうがいいんじゃない？」「足もブルブルすると面白いかも」と提案を受けて、足の動きに連動して画面も白く光り、足のコントローラのバイブレーションも動くようにプログラムしてみました（このプログラムは子どもでも簡単に作れるのでとてもおススメで

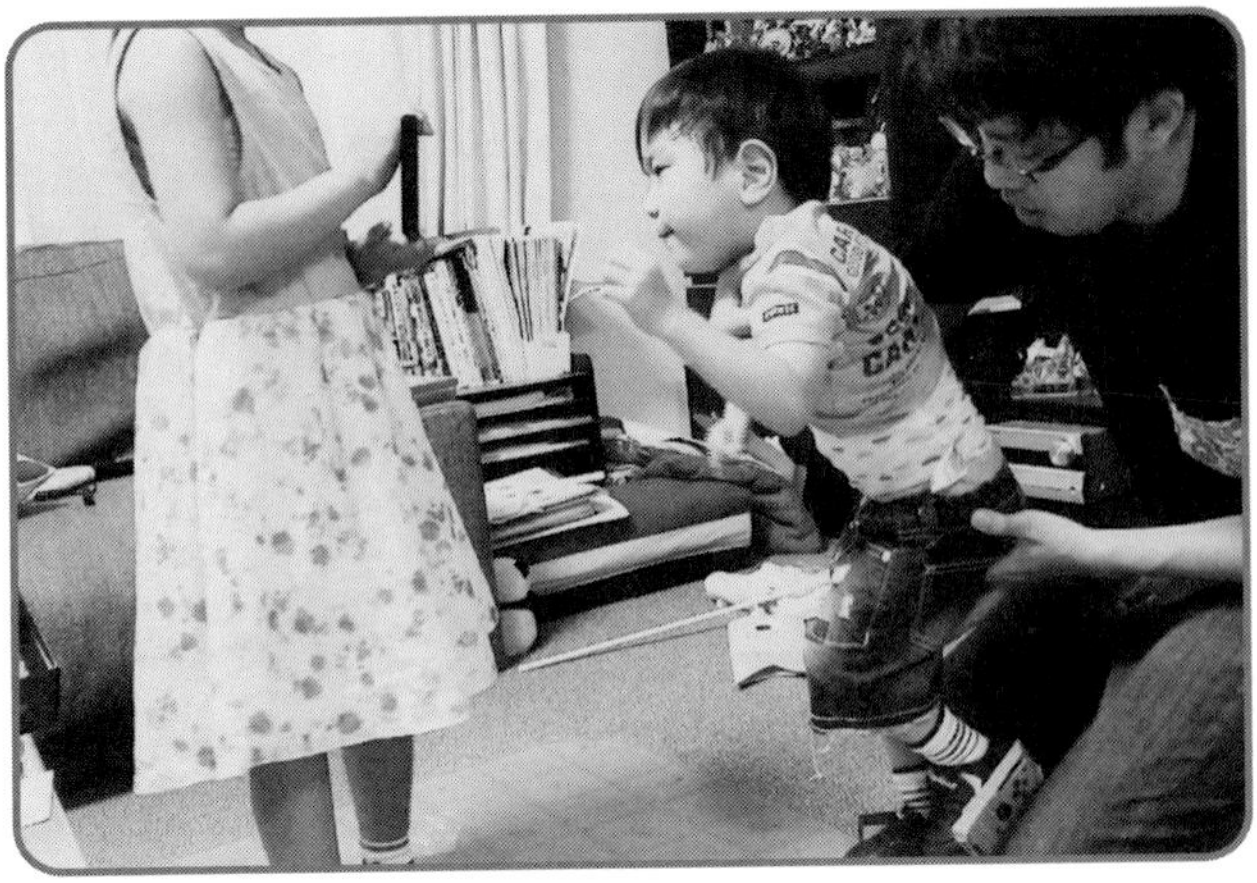

す）。

この反応が非常に良かったのです！　息子は目の前に映されたモニターを見ながら、視界を上げて、足を動かす度にニヤッとしたのです！　さすがお姉ちゃん、グッジョブ！　普段身近で息子を見てきた姉だからこそ気づいた視点。ここで、私の製作モチベーションもさらに燃えあがっていったのです。ただ、Nintendo Labo®のままだとこれ以上のカスタマイズが難しいことと、Nintendo Switch®本体は別ゲームを遊ぶために娘に奪われてしまった（笑）ので、ここは2号機で得られた知見を活かした専用デバイスを製作する方向に進みました。

・3号機製作：好きな音楽に振動と光を加えてみた

2号機で高まったモチベーションのままに、1号機を改修する形で専用デバイスを作りました。足裏に体重が

3号機

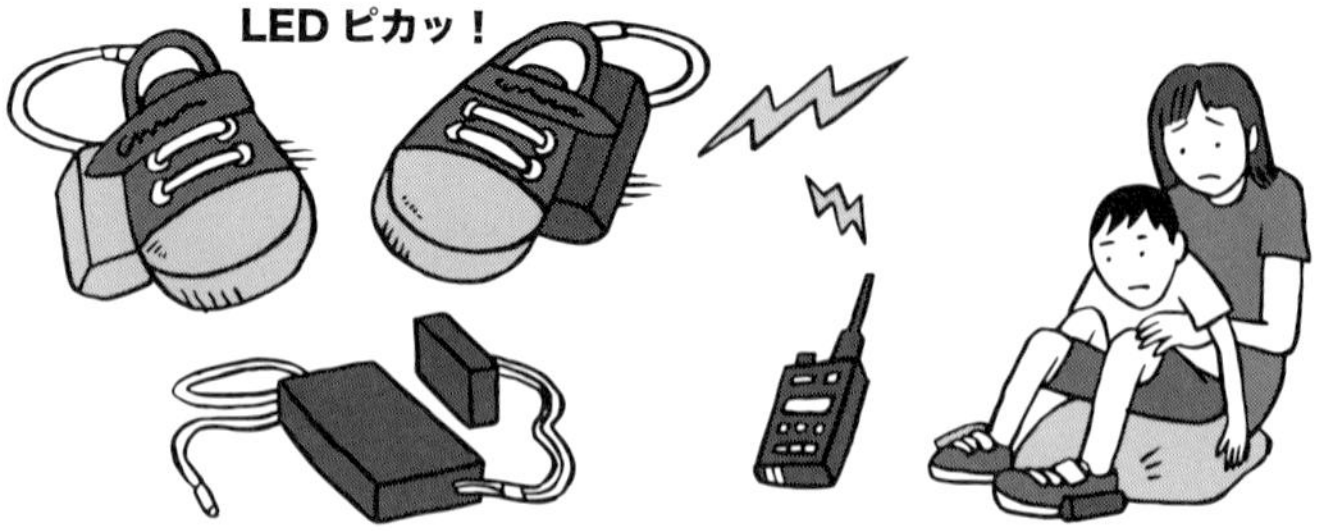

加わると、「好きな音楽」が流れることに加えて、踏み込んでいる靴に取りつけたＬＥＤがピカピカ光り、同時にその靴がブルブル振動する仕組みを導入しました。また、以前の１号機では靴部と本体部の間のケーブルが絡まってしまい歩行練習時に使いづらかったため、思い切って靴と本体は無線接続にする改良を行いました。

ある程度、形になったところで息子に装着してもらいました。以前の１号機に比べて、多少反応は良くなりました。

しかし、ここで盲点が！

足元に注目してほしい、と取りつけた靴のＬＥＤに息子が注目し続けてしまい、結果として姿勢が下向きになってしまいました。足に気を向けるという観点では成功ですし、座位での足を動かす練習としても有効なのですが、いざ立った状態での歩行練習には向いていませんでした。

4号機

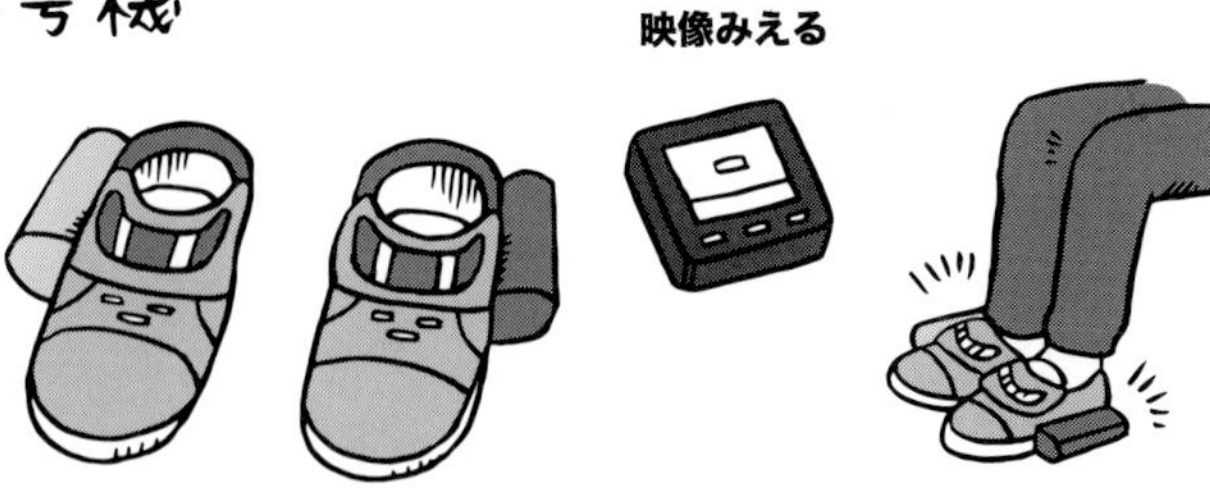

・4号機製作：前方に面白い映像を表示させてみた

3号機で光を使ったことは一定の効果があったと考えて、今度は立位時に息子の目の前で視覚的に楽しめるデバイスを追加しました。3号機と比較的簡単に連動できる映像表示手段として、M5Stackと呼ばれる小型液晶ディスプレイデバイスを使い、息子の足の動きに連動して、画面上に大好きなゲームキャラクターやビジュアルエフェクトを表示するようにしました。

足踏みに連動して分かりやすく目の前でキャラが動くので、座位での足歩行練習に興味を示すようになったのです。視覚効果、とても重要です！

しかし、いざ歩行器に搭載してみると、息子は画面に見向きもせず、歩行器を嫌がるばかり。歩行器に比べて画面サイズが小さく目立ちにくくなったため、息子の気が他にそれてしまったようです。視覚効果には分かりやすさと存在感が大事だと実感しました。

歩行リハビリエンタメシステム Melody Shoes
https://youtu be/HSUFYWEHFW0

5号機

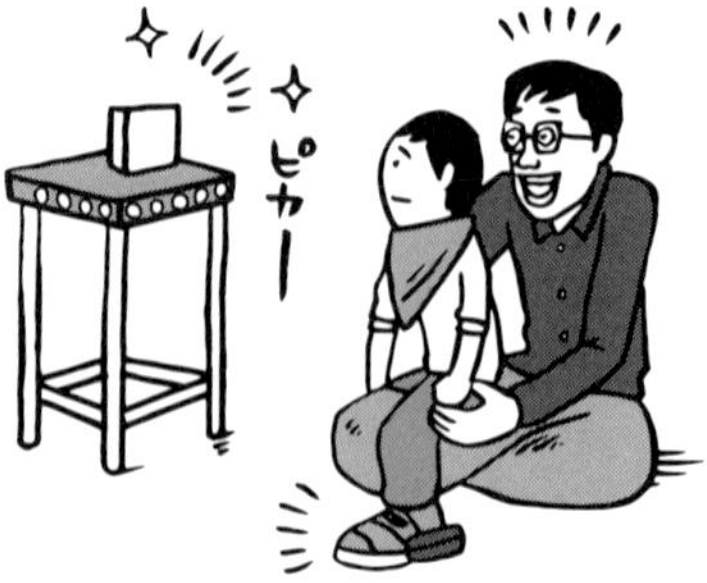

・5号機製作：前方に大量のＬＥＤイルミネーションを表示させてみた

4号機よりも強く視覚に訴えるデバイスを探し続けました。ｉＰａｄによる映像コンテンツ表示も試してみましたが、それでもまだ刺激としては弱い。しかし、それ以上の大きなディスプレイだと歩行練習の邪魔になってしまう。それなら、いっそ光そのものに注目してイルミネーションを息子の前方に点灯させたらどうだろうか？

そこで、歩行器の前方に１００個以上のフルカラーＬＥＤを装着して、靴裏に取りつけた圧力センサーに体重がかかるとＬＥＤをピカピカ光らせる仕組みを導入しました。左側の足に体重をかけると左側のＬＥＤ、右側の足に体重をかけたら右側のＬＥＤがグラデーションのように光るというまるでエレクトリカルパレード風な歩行器が誕生したのです。同時に再生する音源も、息子が当時大好きな妻の演奏するピアノ音を録音して、歩くたびにピアノ音の音階が上がっていく息子専用のエンタメ仕掛けをとりいれました。

これが息子には大ヒット！　動くLEDイルミネーションの光に息子の視線は釘づけです！

よし、これはいける！

諦めずに改良し続けた5代目にして、ようやく息子の歩行リハビリに使えそうな手ごたえを感じました。

歩行リハビリエンタメシステム Melody Shoes 誕生です。

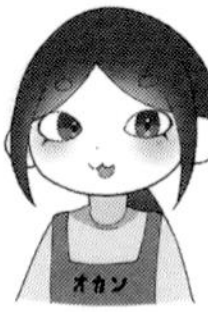

オカンのひとこと

リハビリは先生たちの手によって行われますので、
こういう靴持って行ったら嫌がられるかな……実際のリハビリで使えるんかな……
と実際のリハシーンを想像して気にかけながら、オトンにアドバイスしてました。

3 リハビリ現場で「使い続けてもらう」ことで見えてきた

手ごたえのあった5号機を、毎週通っていたリハビリテーション病院に持ち込みました。息子の体幹を長年見てくださってきた理学療法士・作業療法士の先生と相談したところ、毎週の歩行器を使った練習の中でMelody Shoesを使って様子をみていこうとなりました。そこから、リハビリの時間を使って療法士の先生方と一緒に「使っていく」試行を繰り返していきました。リハビリの現場には妻が付き添い、妻と担当療法士で息子の歩行リハビリを実施して、その日の使用感や息子の様子を毎回細かくチェックしてもらいました。一方で私は、その夜に妻からフィードバックを受けて、次回リハまでに私がMelody Shoesの改良メンテナンスをする。そんな「使う⇕改善する」生活を繰り返しました。

やはり、現場で使ってもらうことで初めて分かったことがありました。多くのリハビリ患者でいっぱいの慌ただしい現場、限られたリハビリ時間の中で手間取ることなく使ってもらうために、「使いやすさ」の改善も欠かせませんでした。

・電源をONにしたら5秒以内で動く

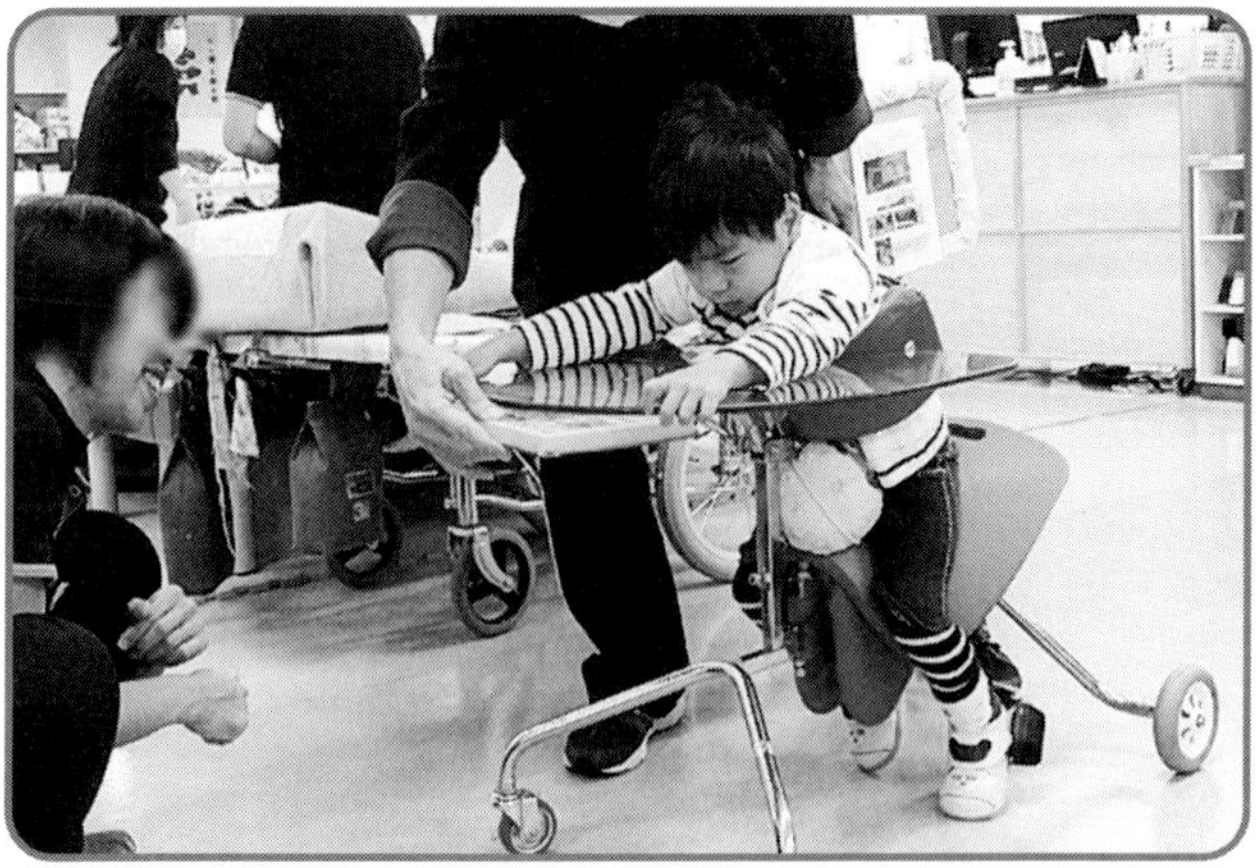

・靴へのセンサーの装着をできるだけ簡単にする
・その日に応じて体重のかかり方が変わるので、現場で音が鳴る踏込み量を簡単に調整できる
・体重検知センサーの足裏位置を微調整できる

などの現場からの要望をいただき、即座に Melody Shoes にフィードバックしてきました。また、担当療法士から「歩行に必要となる左右の足を交互に出す動作を、この装置で分かりやすく伝えられないか？」とリクエストをいただきました。そこで、Melody Shoes に、左右交互動作モードを追加しました。左足→右足と交互に足を出さないと、次のピアノ音に進まず、「ブブーッ」という失敗音が鳴るようにしました。そして、正しく左右交互に足を出し続けると、ファンファーレ音が鳴り達成感を演出する機能を追加しました。

肝心の息子の様子ですが、最初はあまりうまくいかず、

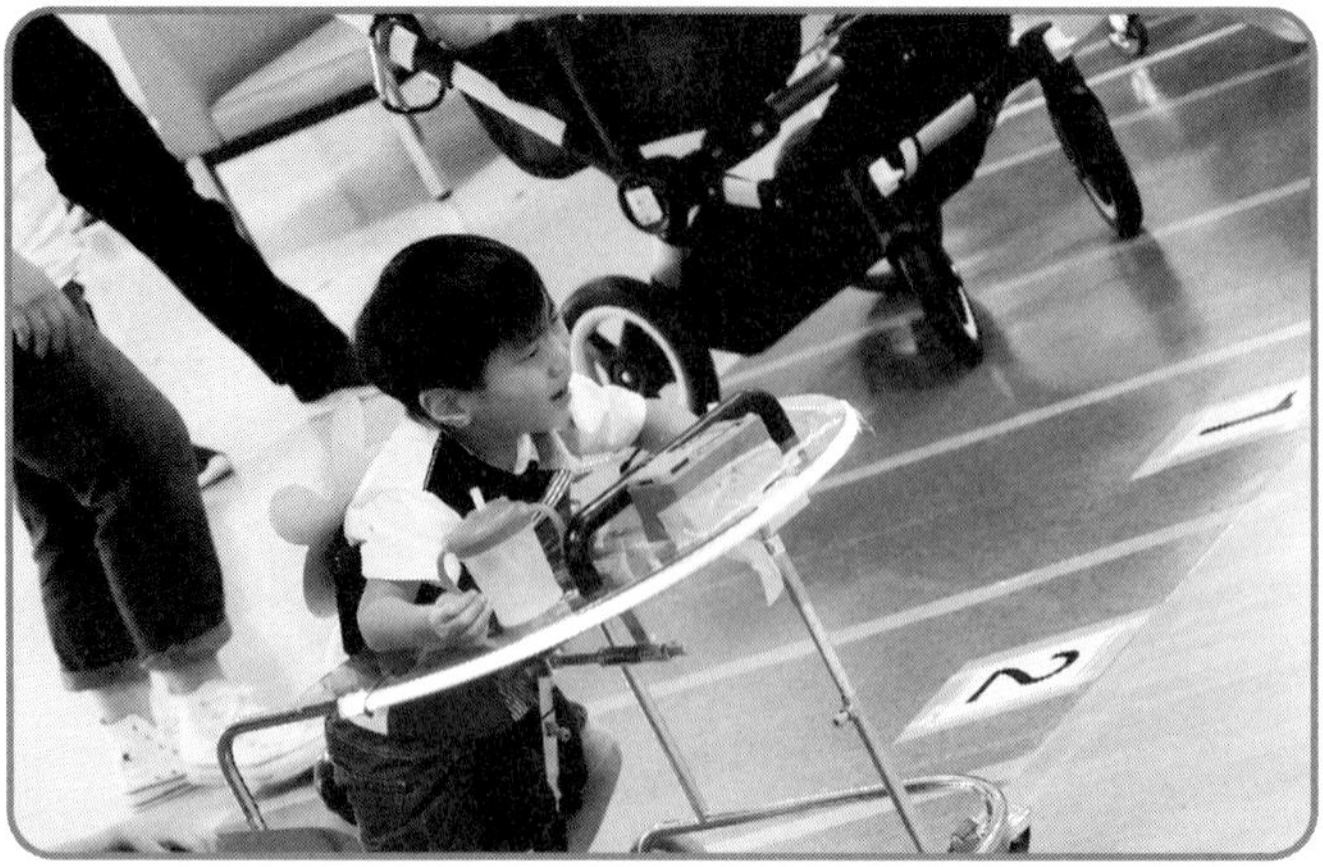

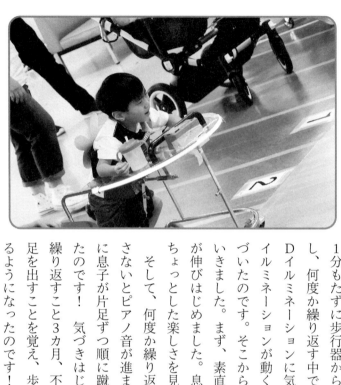

1分もたずに歩行器から降りようとしていました。しかし、何度か繰り返す中で歩行器の前方に取りつけたLEDイルミネーションに気づき、足を蹴り出すと連動してイルミネーションが動くこと、その因果関係についに気づいたのです。そこから、一気に息子の様子が変わっていきました。まず、素直に歩行器にまたがっている時間が伸びはじめました。息子自身も、歩行器に乗ることに、ちょっとした楽しさを見出していったのです。

そして、何度か繰り返すうちに、左右の足を交互に出さないとピアノ音が進まないことに気づいたようで、急に息子が片足ずつ順に蹴り出す動作を試みるようになったのです！　気づきはじめたらまさに急成長！　それを繰り返すこと3カ月、不器用ながらも息子は左右交互に足を出すことを覚え、歩行器を使って少しずつ前に進めるようになったのです！

自分の足で地面を蹴って一歩ずつ前に進む息子の姿を見て、私は胸の底から強くこみ上げてくるものを感じました。家族、療法士の先生方、何より息子自身も、つらく苦しい中一生懸命がんばったのではないのです。あくまでも、楽しみながら練習を繰り返し続け、その先にいつの間にか、「できる」ようになっていったのです。

本人や周りの「楽しい」気持ちが、「続ける」につながり、「できる」を広げる。

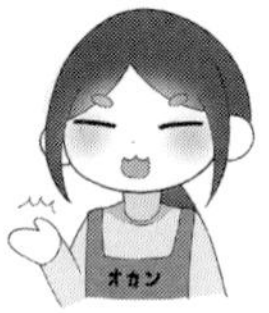

オカンのひとこと

療育でお友達が歩行器に乗っているのを見て、「オレも乗るだけなら」と少しずつ歩行器の受け入れが始まっていたこと、触りたい、取りたいなど欲求が高まっていたこと、いろいろな要素が絡み合いうまく進んだ事例です！

4 子ども一人ひとりの「好き!」に合わせよう

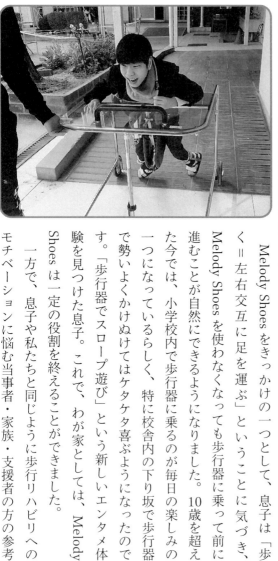

Melody Shoesをきっかけの一つとして、息子は「歩く＝左右交互に足を運ぶ」ということに気づき、Melody Shoesを使わなくなっても歩行器に乗って前に進むことが自然にできるようになりました。10歳を超えた今では、小学校内で歩行器に乗るのが毎日の楽しみの一つになっているらしく、特に校舎内の下り坂で歩行器で勢いよくかけぬけてはケタケタ喜ぶようになったのです。「歩行器でスロープ遊び」という新しいエンタメ体験を見つけた息子。これで、わが家としては、Melody Shoesは一定の役割を終えることができました。

一方で、息子や私たちと同じように歩行リハビリへのモチベーションに悩む当事者・家族・支援者の方の参考になれば、と思い、Melody Shoes の取り組み事例をSNSや講演活動で発信してきました。すると、療法士の方や支援学校の先生方から、「本装置を使ってみたい」というお声をいただくようになりました。そこで、いただいた要望を伺いながら、一部カスタマイズを加えて製作提供する形で、Melody Shoes は「息子のため」から「誰かのため」のリハビリモチベーション支援システムとして次の進化を辿ることになったのです。

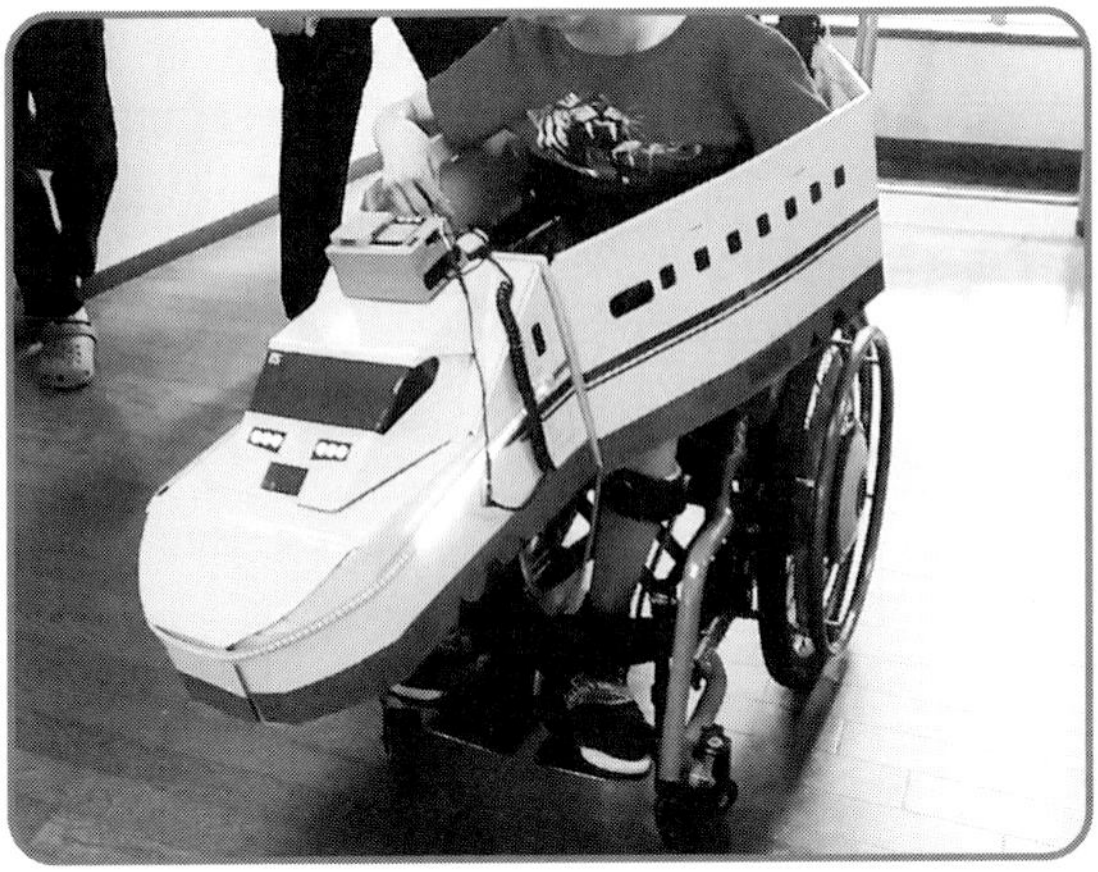

そこで分かったことは、「子ども一人ひとり、夢中になれるモノが違う」ということです。10人いれば好きなものは10通りあるのです。例えば、電車が大好きな子、ロボットが好きな子、アニメが好きな子、ただひたすらアプリゲームが好きな子。そんな一人ひとりの「大好きなこと」に連動できることが何よりも重要なのです。

そんな子どもたち一人ひとりの好みに突き刺さるように、ツール側をカスタマイズして寄せてあげる。

これぞ、「誰かのためのモノづくり」における醍醐味

Melody Shose の応用

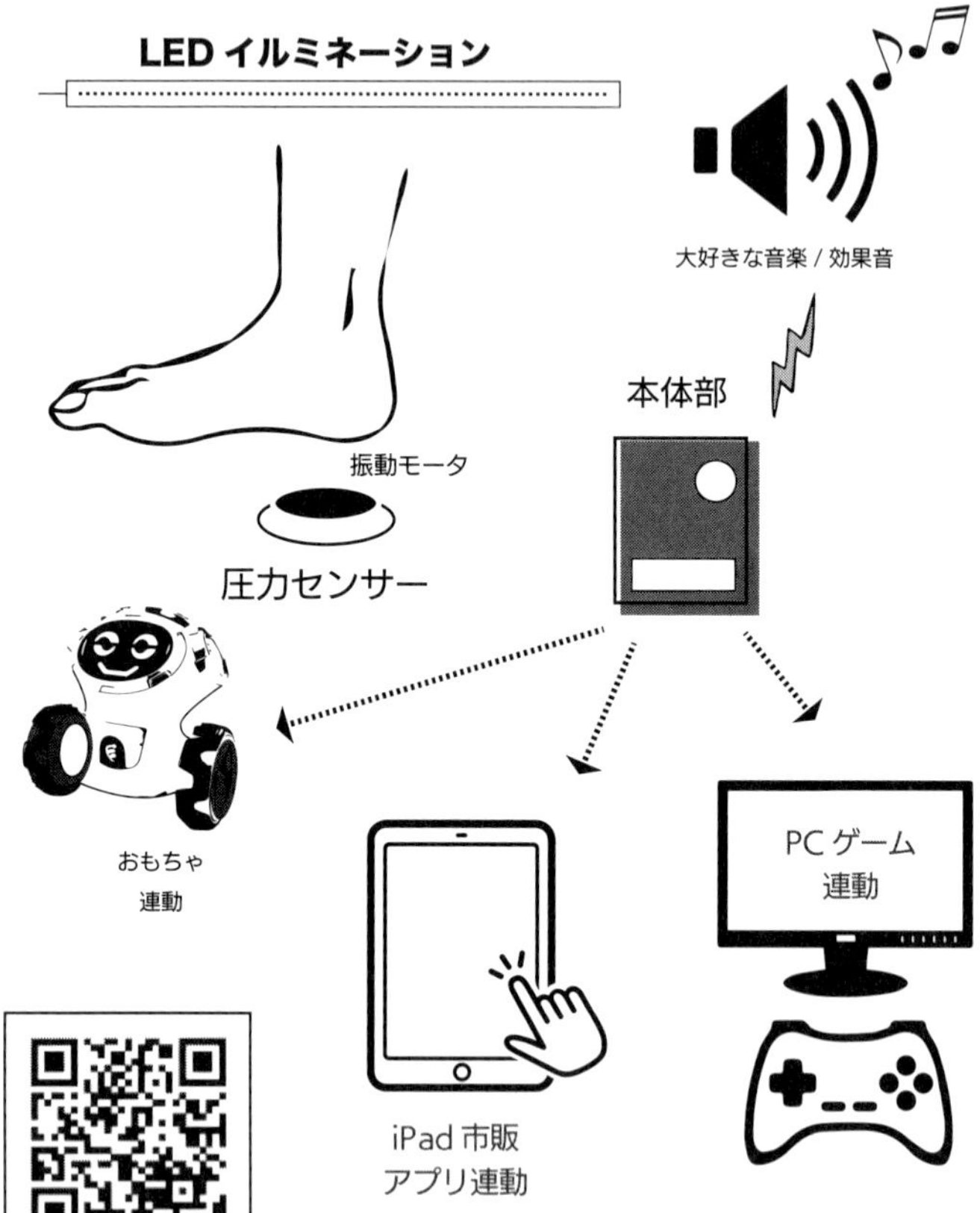

https://youtu.be/adqktgWeU80

だし、一般企業ではできない個人製作（メイカー）の強みと私は考えています。例えば、あるアニメのキャラが大好きな子どもには、歩くたびに大好きなキャラが可愛い声で唄ってくれたり、まるで「頑張れ」と応援してくれるかのような演出にカスタマイズしました。新幹線が大好きな子どもには、歩行器が前に進むと電車の発車音が鳴るギミックを製作しました。

また、Melody Shoes における動き検出を靴底の圧力ではなく、靴の振動や本体の動きを検知する方式に変更して、歩行リハビリだけでなく、靴を使わない車椅子練習リハビリなど、移動練習（リハビリ）全般に応用できるようにしたのです。

この仕組みを使って、特別支援学校の夏祭りイベントでは、車椅子に乗ったまま取りつけることができる段ボール新幹線（市販品）に Melody Shoes を取りつけ、前に進むとカッコいい電車の発車音が鳴り響く電車型車椅子「WheelChair Train」をお披露目しました。特に電車好きの子どもたちがたくさん集まってきて、何度も何度も車椅子を乗りまわしていたのです。子どもたちの嬉しそうな表情、最高でした。

多くの子どもたちに提供してきたことで、さまざまなエンタメコンテンツと連動するようになりました。例えば、大好きなお気にいりのオモチャのロボットが「歩く」に連動して横を一緒に走ってくれたり、歩くたびにｉＰａｄ上のＡＲ画面上でミサイルを発射するようなアプリと連動させたり、運動会ゲームと連動して友達と一緒に競争したり、と、その子の大好きなキャラクターやおもちゃ、ゲームアプリとリハビリ連動させる事例がたくさん生まれていきました。

その子が最高にハマるエンタメ要素にツールを合わせていくことが夢中体験を作り、好奇心を育て、継続と成長を生み出す

是非とも、普段の何気ない日常の取組みの中に、その子にとって№1の大好きなコンテンツ、その子に突き刺さる好奇心要素を加えてみてはいかがでしょうか？

オカンのひとこと

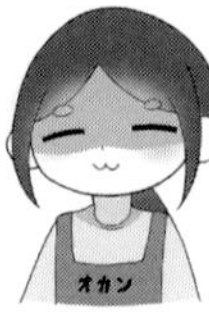

「誰かのために」もちろん素晴らしいで？　もちろんわかってんで？
でも、改造したおもちゃとか、改造した歩行器とか、もう少し片づけてほ・し・い・な。

Phase 6

歩けなくても自分の力で動きたい

1 歩けなくても「自分の力で動ける」を作りたい

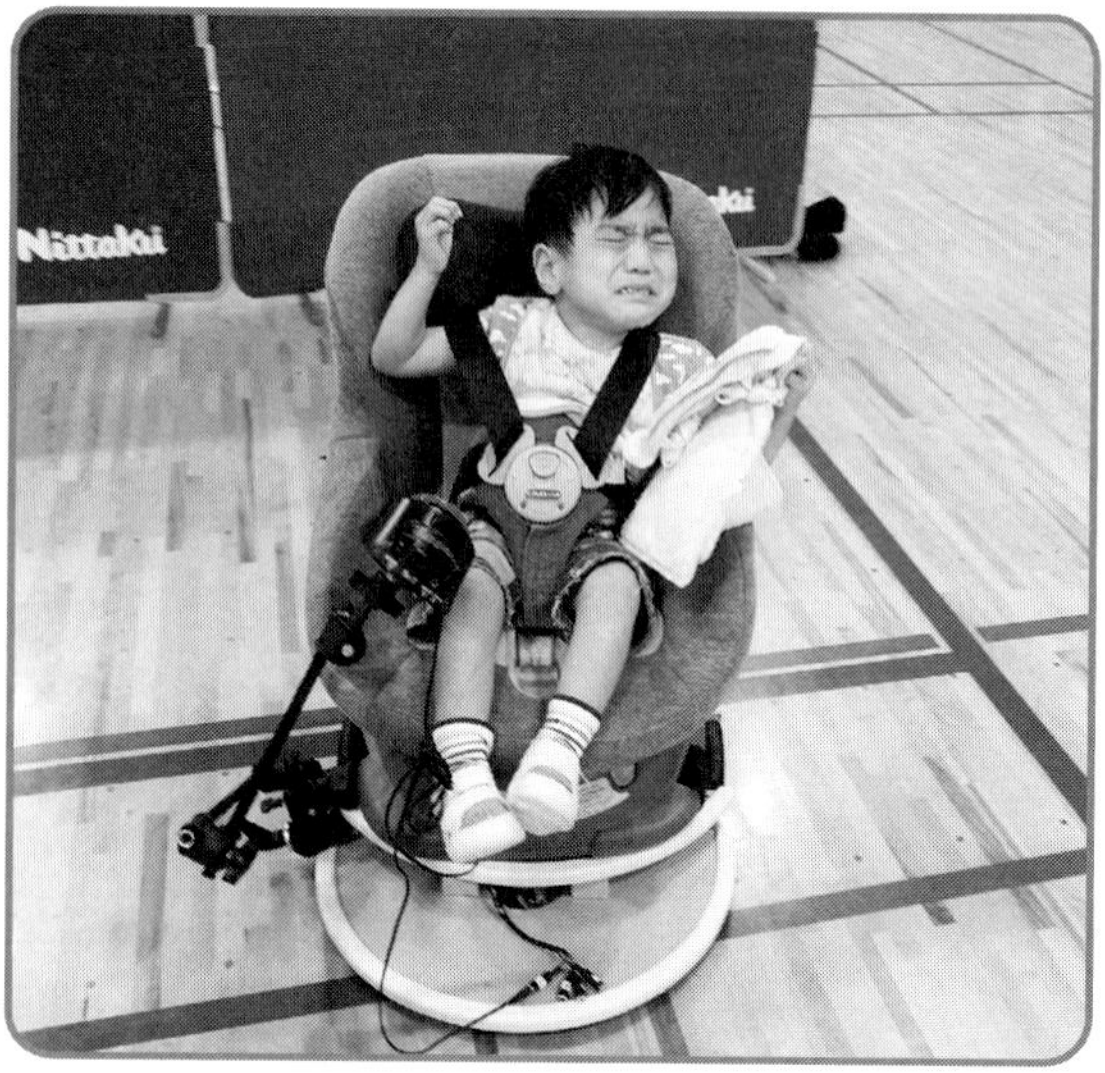

「この子は、将来、歩けないだろう」

生まれて間もない頃、医師に宣告されたこの言葉にずーんと重たい気持ちになりました。それでも、私たちは息子の成長の可能性を信じて、幼い頃から歩行リハビリに取り組んできました。前章で述べたように、「歩く」に少しでも興味を持ってもらうことを通して、ゆっくりでも「自分の足で前に進む」経験を積んでほしい想いで取り組んだのです。

しかし、5歳になっても自力での立位は難しく、歩行器を使って動ける場所も教室内など限定的な場所のみ、「自由に動ける状態」とはほど遠いものでした。

「歩く練習、それだけで本当に良いのだろうか？」

と疑問をもつようになりました。

子どもは自分の力で立ち上がり歩きはじめることで、新しいものへ自ら近づいていき、そこで出会うモノへの興味や意欲をかきたてられ、多くの感覚を自ら育てているのです。しかし、歩けない息子はどうすれば良いのか？　重度の障害をもつ子どもたちは、物理的に動くのが難しいことによって興味のあるものに自ら近づいていくことが難しく、そこであきらめてしまったり、心の成長をも妨げてしまいかねません。

大事なことは、「物理的に歩くこと」ではない。

歩くことが難しくても、歩く以外の手段を使って
「自分の意志で動きたい場所に動けること」

ができればよいのではないか？　子どもの好奇心のおもむくままに行動に移せる経験、それこそが子どもの主体性・心の発達に繋がるのです。その手段の一つである電動移動機器は、歩けない子どもたちの成長を生み出す可能性を大いに秘めているのです。

少しずつ周囲の世界に目を向けはじめている、今この瞬間の息子の成長機会を逃したくない。

そこで、息子に簡単なスイッチ操作を使って移動する方法を探しはじめました。福祉機器展やイベントなどで小児用電動車椅子に体験乗車するなど、いくつかの電動移動機器を試してみましたが、息子は残念ながらそれらを扱えませんでした。

・息子は座位すら困難なため、市販の小児用電動車椅子に座れない
・一般的な電動車椅子の操作（ジョイスティック）を息子は使えない
・自分の慣れた座位椅子、慣れた環境でないと恐怖感が先行して拒否する

さらに、市販の小児用電動車椅子は数十万円ほどするため、障害をもった方が購入する際には、日常生活に必要な機器として補助金が出るのですが、その条件に「電動車椅子を上手に乗りこなせること」というハードルがあるのです。乗って練習しないと上手くならないはずなのに、練習をするための環境を用意するハードルが高いのです。

「ないならば、作るしかない」

息子の特性にあわせて簡単に操作できる電動モビリティの開発がはじまったのです。

オカンのひとこと

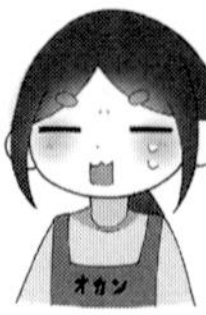

練習しなきゃ操作うまくならないのに、うまく操作できないと電動車椅子の補助認可が難しいってどういうことやねん……電動車椅子の認可は今のとも君には無理やろなぁ～？

それなら、作れる？（無茶ぶり）

2 動くことは「怖くない」

最初の試みは、「電動移動の最初の一歩を楽しくする」をコンセプトに操作が楽しくて触りたくなるコントローラを作りました。息子が当時気に入っていたリモコン型おもちゃを使って、市販の子ども用電動移動機器を動かせるように改造しました。

しかし、これは予想外の失敗。息子はコントローラを触って操作しようとするものの、いざ

お気にいりのリモコン型おもちゃをコントローラに

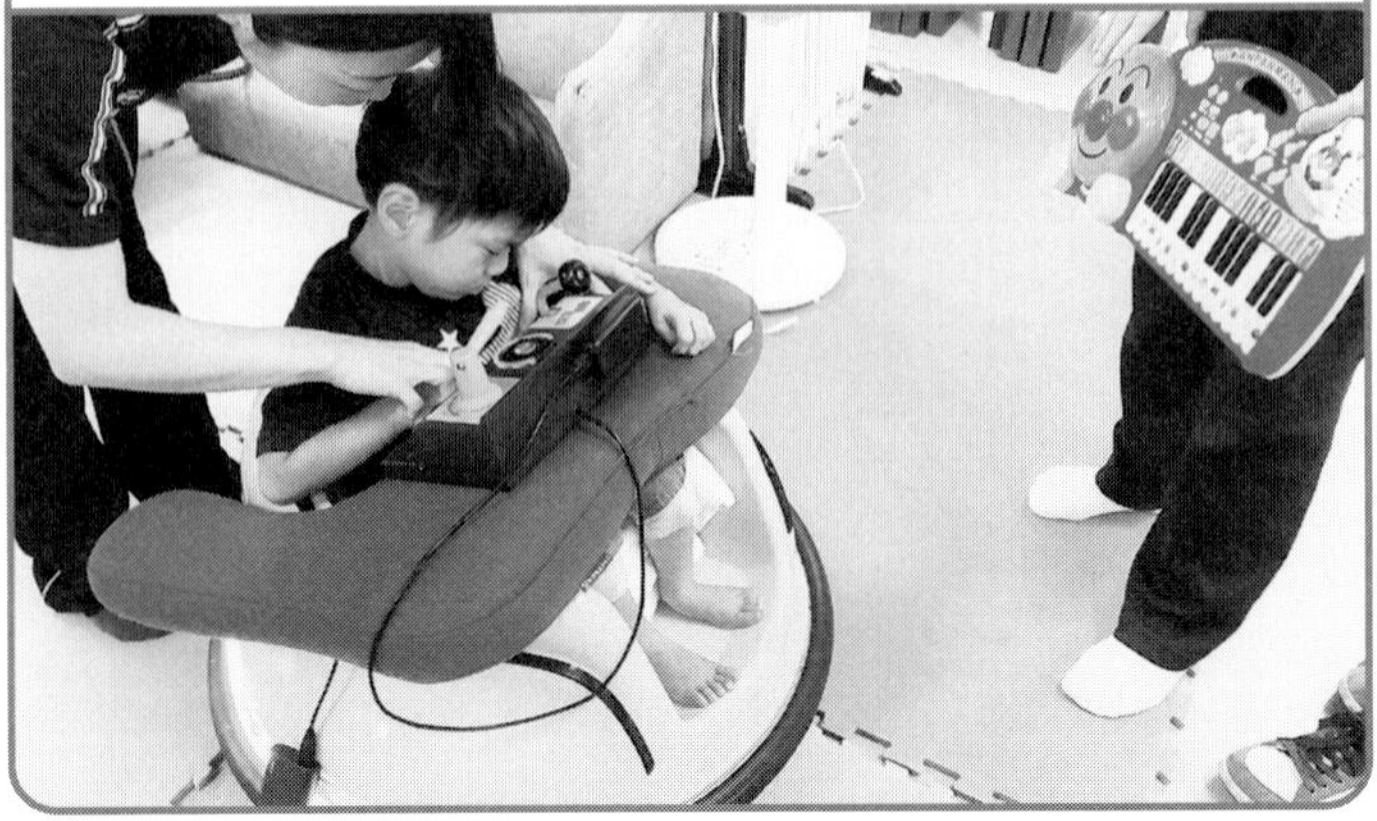

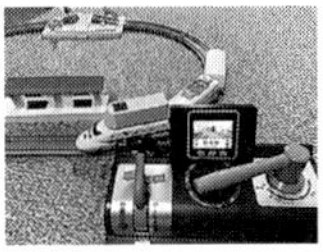

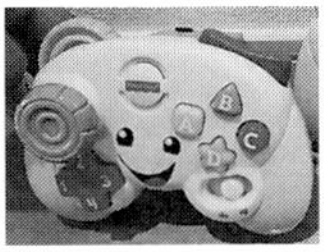

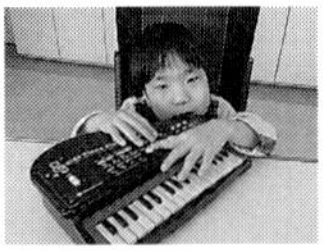

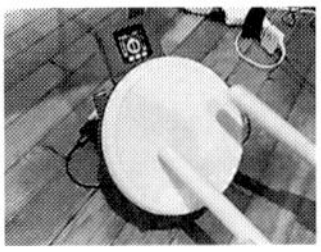

自分が移動機器に乗った状態になると、すぐにコントローラを放り投げて嫌がるのです。他のコントローラでもたくさんトライしました。ゲームコントローラ風、テレビのリモコン風、音の鳴る電子ピアノ風、大きな魔法のスティック風、電車コントローラなどいずれもコントローラだけだとポチポチと何度もボタンを押したりするのですが、移動機器に乗ると顔色が変わり嫌がるのです。

「うーん、何がダメなんだろう……」

息子の様子を注意深く観察してみました。すると、モビリティが動き始める瞬間、特に強い拒絶の表情を見せていました。なるほど、息子が不安を感じているのは安定感か。座る場所が安定しておらず、動き始めの不安定感に恐怖を感じているのだと気づきました。

ならば、普段座っている座位保持椅子であれば、がっちり包まれていて安定感もあるので恐怖心も和らぐのでは、と考えました。試しに、息子が座っている椅子を突然手で動かす実験をしてみたところ、息子は平然とした表情を見せていました。

そこで、次の試みとして、普段慣れ親しんでいる椅子そのものを電動移動化する手段を製作しました。「Carry Loco」「Smile Loco」というバギー簡易電動化ユニットの作り方を参考にさせていただき、息子の座位保持椅子をそのまま上に乗せることができる低床電動台車を製作しました。息子の大好きなコントローラはそのまま使えるようにすることで、以前に練習した時と変わらない操作方法で動かせます。

この新しいアプローチが見事に功を奏しました。息子は慣れた椅子に座って「いつも通りの安心感」からスタートすることができたため、怖がらずに自分の意志で進む操作を受け入れることができたのです。息子にとって、自分の力で進むことができた最初の一歩、いや移動台車

慣れ親しんだ自分専用の
いつもの椅子を動けるようにしよう

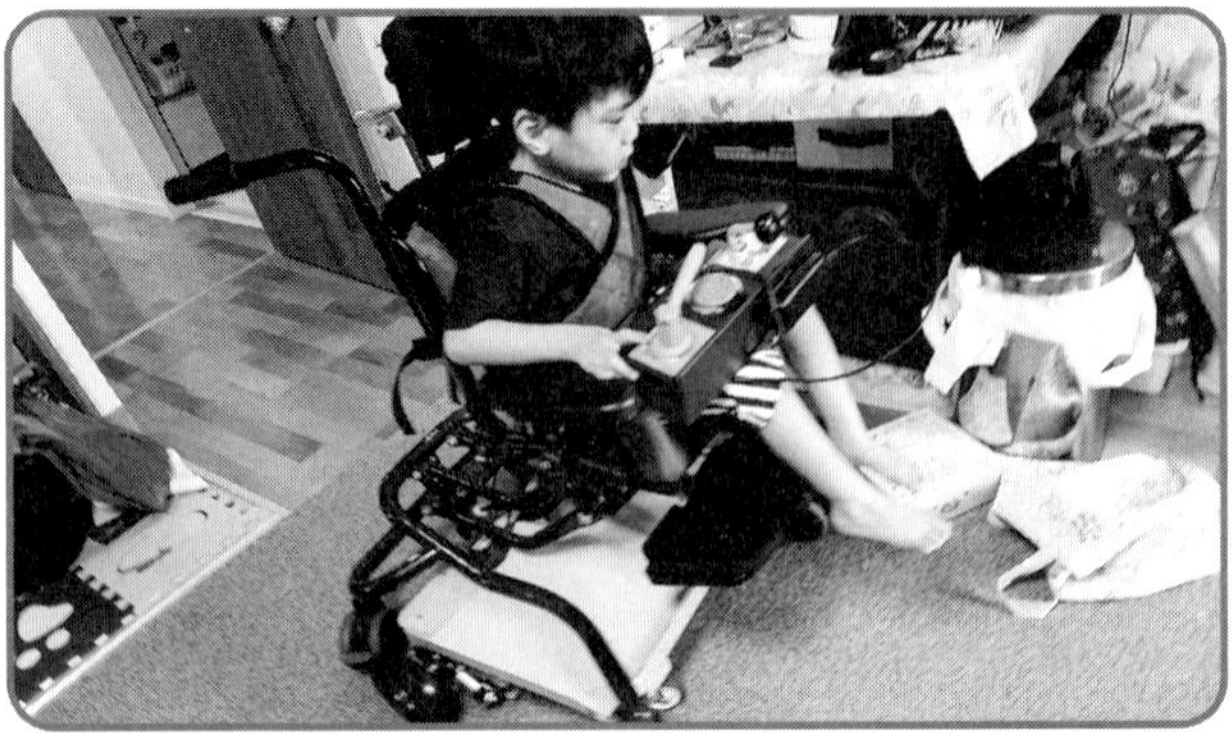

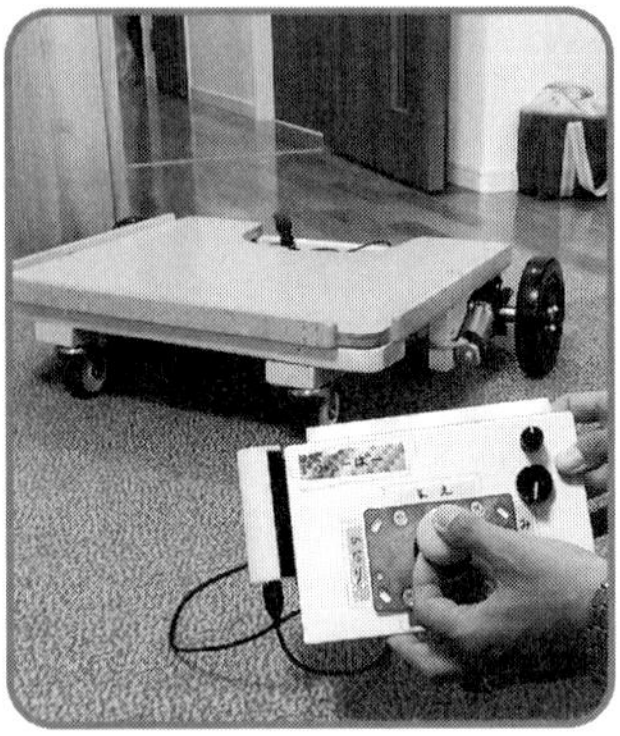

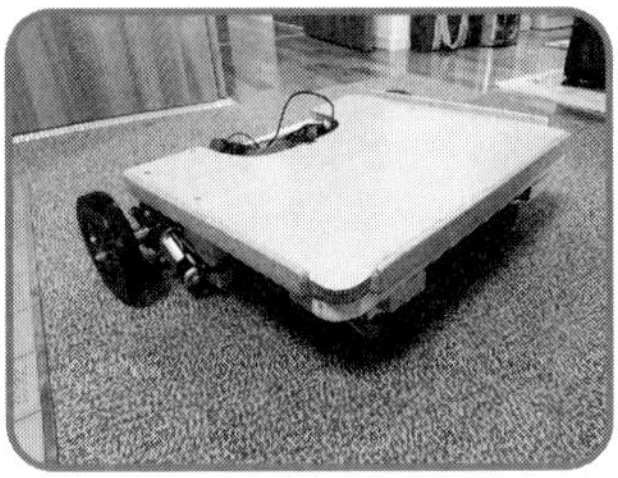

子どもの好奇心をくすぐる
オモチャ改造
コントローラを接続！

なので最初の一回転となったのです。

「動くことは怖くない」を作るため、まずは本人が安心できる環境を用意する。

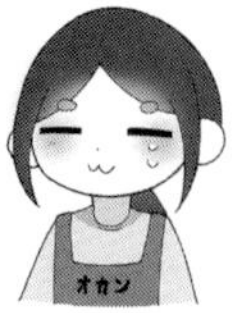

オカンのひとこと

とも君の電動移動はすごく大事やし、なんとかしたげたいんやけど……。
とにかくいろんな機器が大きいので、これまたリビングが狭いのなんの……。
車輪だらけのわが家……。

3 何のために動きたい？ どこへ行きたい？ を探していく

動く座位保持椅子台車を使用して、息子は自分の意志で動くことのスタートを切りました。

3Dプリンタで制作

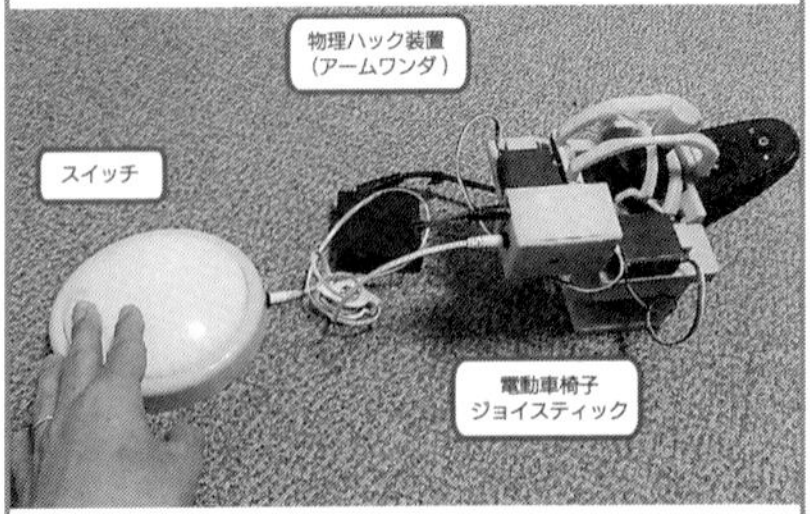

レンタル品を分解するわけにはいかないので、電動車椅子のジョイスティックを物理的に電動モータで押せる装置を3Dプリンタで製作＆外付けしました。

しかし、そのスタートはわずか3分でさっそくつまずいたのです。そう、すぐに飽きてコントローラをポイっと床に落としてしまったのです（笑）

再び振り出しに戻ったか!?

いや、どうも乗ることを怖がっているのではなさそう。

「電動移動機器に何のために乗り続けたいか」

その目的意識を探ることが次の課題となりました。

最初は自宅リビングで試してましたが、「自由に動いていいよ」と声をかけても、特にどこにも動こうとせず、すぐに終了してしまいます。病院内の大ホールや体育館など広い屋内場所で試しても、一向に乗り気にならない息子、私たちは再び困り果てていました。

しかし、息子を観察している中で、一つの気づきがありました。いつも車で送り迎えをする際、息子はいつも窓に映る外の流れる景色を長時間じっと見つめているのです。

「お、もしかして、景色が動くのが好きなのでは？」

この直感に従って、いつもの馴染みの道路で動く座位保持椅子台車を試しました。

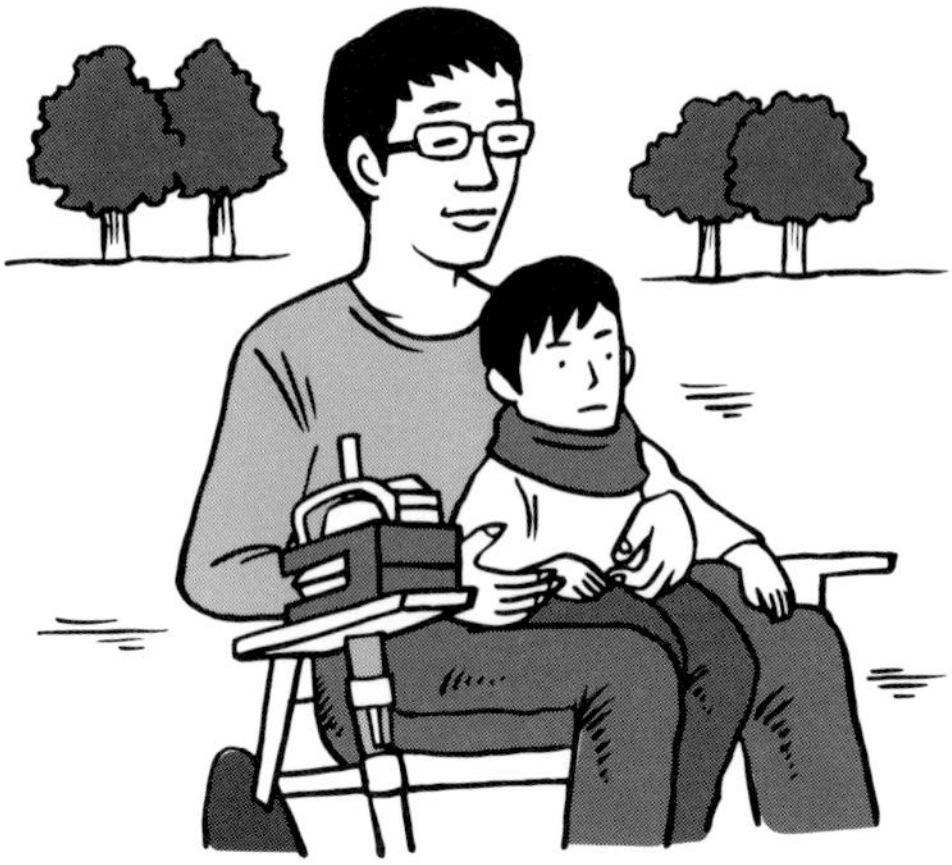

まさに予感的中!!

息子は前を向き、自ら手を伸ばしてスイッチを押し、前へ前へと進もうとしたのです。

なるほど、息子にとっては、いつもの馴染みの外景色が動き続けるのが好きなのか！

しかし、座位保持椅子台車では屋外での走行には限界がありました。特に道路のアスファルトのガタガタした道や歩道への乗り上げを行うのは難しく、息子の「行きたいところへ行く」を実現するにはマシンの力不足で、まだ開発の時間が必要でした。

しかし、せっかく見つかった一筋の可能性。息子のモチベーションが高まっている今こそ繰り返し使いたい。

そこで、すぐにでも試行を進めるため、今の私にできる手段を駆使して屋外用の新しい電動移動手段を開発しました。屋外でも安心して走れるモビリティとして市販の大人用電動車椅子をレンタルし、これを息子の好きなコントローラの操作で前進できるように改造しました。改造といってもレンタル品を分解するわけにはいかないので、電動車椅子のジョイスティックを物理的に電動モータで倒す装置を3Dプリンタで製作&外付けしました。息子が操作スイッチを押すと、その装置が動き、ジョイスティックを前に倒すことで電動車椅子を前に進ませるのです（これを物理ハックと呼びます）。まさに4章で取りあげた楽器ライフアシスト「アームワンダ」を電動車いすのジョイスティック部に取りつけた形となりました。

また、前回課題になった座位の安定に関しては、お母さんの膝に座ってもらい抱っこすることで代替しました。アナログな解決方法ですが、すべてを自分で作るのではなく、市販品や簡単な手段を組み合わせて、とにかく最短で試す方法を優先したのです。2章で取りあげた**「今できる手段で、まず試してみる」**ノウハウがここにも活きているのです。

この試行が息子にとって大きな転機となりました。安全確保のため、周囲の人の少ない公園で練習してみたところ、息子は1時間近くも飽きることなく前進ボタンを押し続けて、自分の意志で「進む」ことを続けたのでした。

「周りの景色をもっと見たいから進みたい」

動く目的を見つけたことに加えて、「スイッチを押す＝前に進む」の因果関係を理解したからこそ、息子はずっとスイッチを押し続けていたのです。まさに好きなことと移動が結びついた瞬間でした。

移動手段を作ることや環境を準備することに加えて、**移動を通じて本人の「動くモチベーション」を見つけること**こそ大事だったのです。

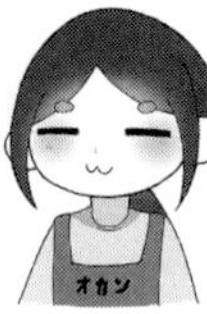

オカンのひとこと

とも君の受け入れの幅が狭いから、とにかく試行錯誤をたくさん繰り返したなぁ〜。

他の方々から何やってるんだろ？　と不思議そうな目で見られてたかも!?（気にしてない。）

4 いつもの馴染みの場所で、使い続けていくために

外付け電動モータによる物理ハック電動車椅子走行は、公園のような広い場所では使えるものの、狭い歩道では課題がありました。電動車椅子のジョイスティックを前に倒して進もうとしても、道路の傾斜やガタガタにより徐々に左右にずれてしまうのです。当初は、そのたびに走行停止させ左右方向を調整していましたが、このテンポの悪さに、待つことが苦手な息子が不機嫌になっていくこともありました。

これを解決するため、電動車椅子の物理ハック装置をさらに改良しました。具体的には、電動モータを2個に追加して、ジョイスティックの前後だけでなく左右にも動かせるようにしました。これによって、前に倒しながら、「少し左」「もっと右」と細かい左右の方向調整もできるようにしました。

息子の操作コントローラも「前」「右」「左」の3ボタンに増やしたものに作り直しました。筐体は、息子の手のサイズに合わせてCADで設計し、3Dプリンタで製作しました。何度も試行錯誤した結果、息子が直感的に理解しやすそうな矢印型のボタンにして、動く方向を直観

的に分かるようにしました。

次の問題は、まだ息子が左右操作に不慣れであること。周りを見ずに、突然に左右操作を選んで「まわれ右」してしまい誰かにぶつけたりしては大変です。それならば、息子が操作不慣れであってもそれは介助者がカバーしてあげればよい。そこで、息子の操作コントローラとは別に、介助者用の操作コントローラでも同時に操作できるように電動車椅子ハック装置に機能追加しました。介助者用コントローラは無線方式にして子どもから見えないようにすることで、後ろからこっそり操作サポートすることができるのです。例えば、息子が前ボタンを押して前進しているときに、介助者がこっそり左右を微調整してあげることができます。これによって、操作が不慣れで微調整が難しい息子でも狭い歩道などを走ることができるし、「自分の力で走り切ったんだ」と小さな成功体験を作ることができる、まさに「見えない優しい神の手」となったのです。

また課題の一つだった息子の座位保持方法は、アナログな方法で解決しました。息子の使っていた座位保持椅子を電動車椅子の座席に荷物牽引ヒモで固定したのです。ホームセンターで売っている荷物牽引ヒモでがっちり固定するだけで、一人で何食わぬ顔して座ることができました。まさに自分専用の椅子ごとそのまま動かす発想です。「最初からこれでよかったのでは」

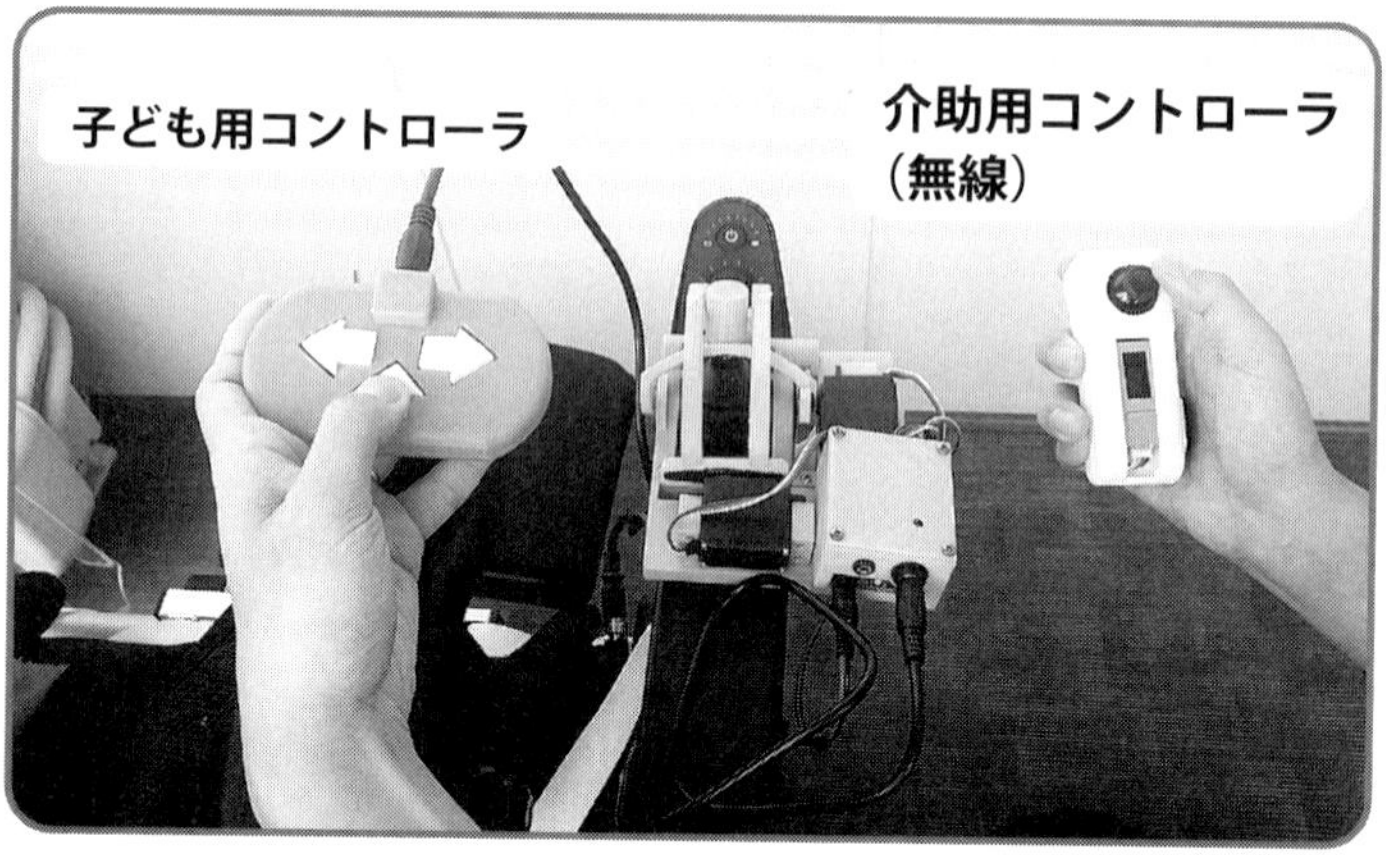

と言われそうですが、母の膝抱っこを介して安心して車椅子に乗る体験を経て、電動車椅子が息子にとって自然な存在になったからこそ、一人でも乗ることを受け入れてくれたのだろうなぁ、と思います。

焦らずに、その子が受け入れやすいように段階を踏むことが大事！

この移動システムをロールアウトしてからは、息子と一緒に散歩にでかけることを繰り返してきました。特に、コントローラを「前」「左」「右」の3選択式に変更した当初は息子も理解が難しかったらしく、ボタンを適当にポチポチ押して予想外の方向に動いてしまったことに拒否感を示し、泣き叫んでいました。そんなときは、初心に帰って、お父さんが座席に座り息子を抱きかかえる形で操作のお手本を見せてあげることや、「前ボタン」だけを押せば以前と同じ動きだと納得してもらうことに

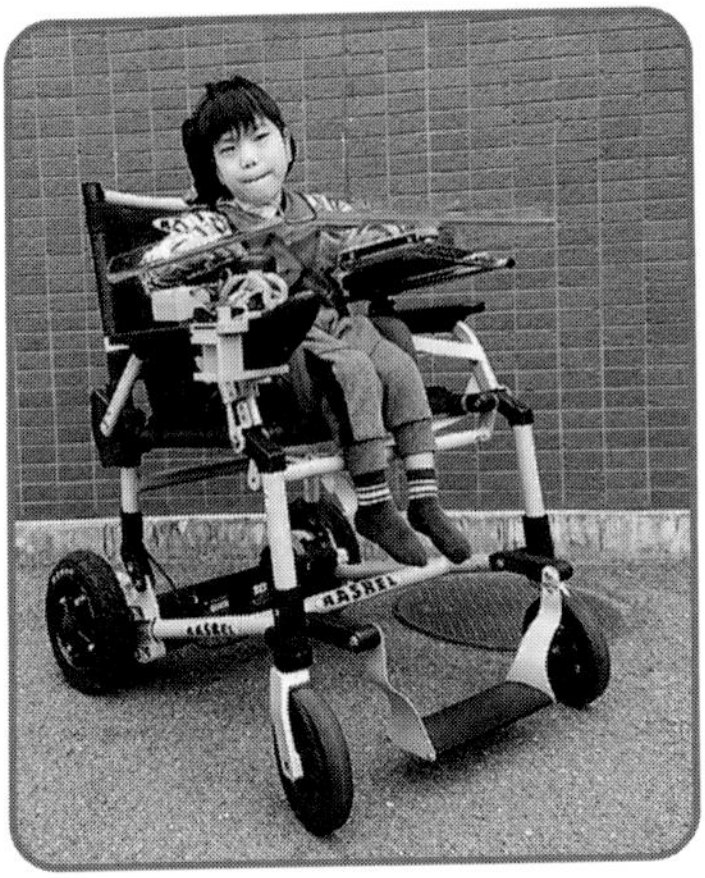

歩けない息子へ向けた
足代替モビリティ開発⑤(2020年4月)

https://youtu.be/CBQDQ4fjO08

注力しました。

変化点を少なくして、受け入れハードルを下げるように取り組みました。

これを1カ月ほど繰り返したことで、息子も操作イメージを掴めたようで、3つのボタンから「前」ボタンを選んで前進できるようになりました。そこで、馴染み深い近所の通学路や歩道を散歩する形で、毎週1時間ほど練習を進めてきました。車も通るいつもの通学路が好きな息子、安全走行になるように介助側でこまめに左右微調整サポートを行いつつも、息子には「自分の力でこの道を走り切ったんだ」という小さな成功体験と自信をつけてもらうことに注力しました。息子視点では、前に進みたいと思ったらボタンを押し続けるというシンプルな操作のみで、家の周りを思い通りに満足するまで散歩することができたのです。

馴染みの道での「自分の意思通りに進む」体験は息子にとって新鮮だったようで、動きながら建物や車など周囲の景色をきょろきょろと観察するようになりました。明らかに視界が上がっていく姿に、私も嬉しさを抑えきれなくなりました！

ただ、息子はトラックなどの大きい音が苦手なので、トラックが近づくと一気にテンションが下がって、練習が終わってしまいます。その対策として、一緒に手を繋いで気持ちを落ち着かせてあげる手段が有効でした。介助コントローラも当初は両手持ちでしたが、改良して片手で操作できるようにしたので、片手で介助操作をしながらもう片手で安心して手を繋げるようになりました。隣で手を繋ぐと安心したようで、目をキラキラさせて「さぁ、進むよ」と言わんばかりに率先して前進しはじめたのです。

私が思い描いていた子どもと一緒にやりたかったこと、

「息子と一緒に手を繋いでお散歩したい」

という願いをまさに叶えてくれたのです。

また、こうして電動車椅子で自分が進む道を先導できるようになったことで、これまで介助「してもらう」側だった息子が、家族を先導「してあげる」という役割を果たすことができるようになりました。

「してもらう」から「してあげる」への立場の逆転が生まれたのです。

それからというもの、練習のたびに家族の先陣を切って前を進むことが増えてきた息子、自分から進もうとする積極的な気持ちの変化を実感するばかりでした。そして、通学路や公園を

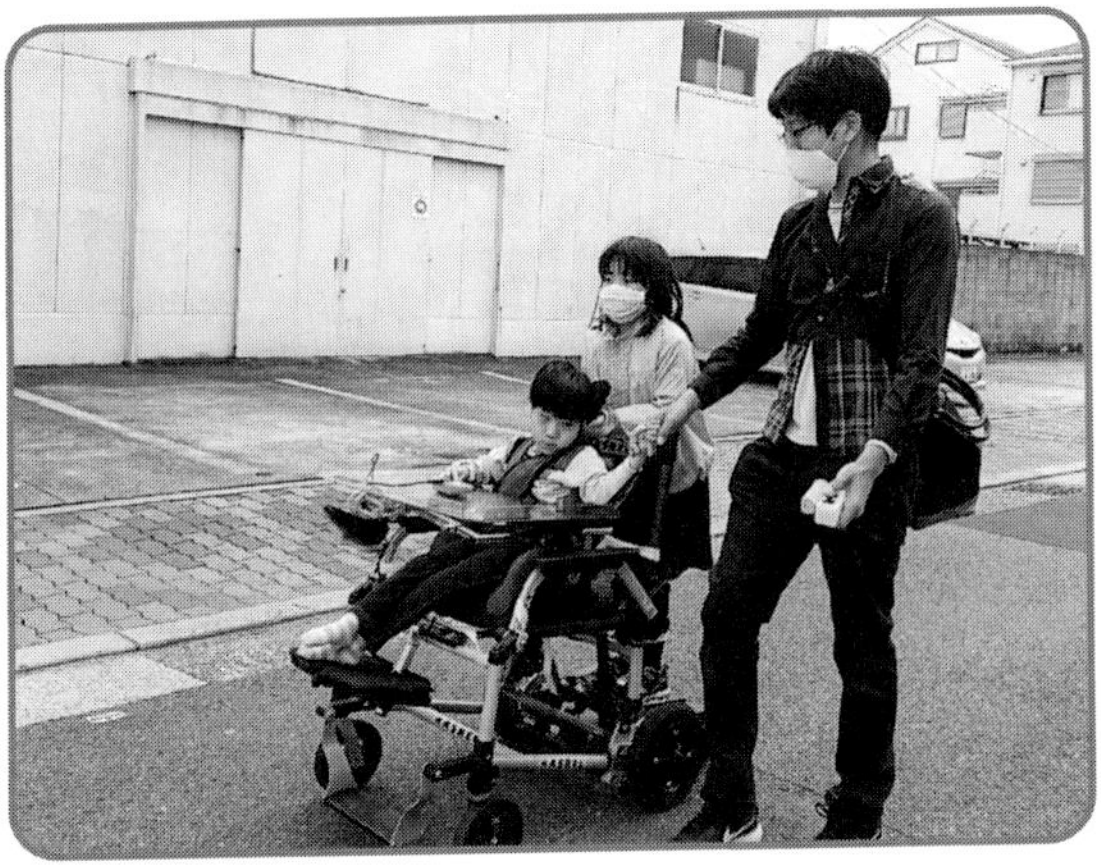

散歩する練習を続けて1年後、息子は「前」「右」「左」の3つの選択肢を自分で使い分けて進むことができるようになりました。基本的には「前」を選びつつ、交差点で一旦止まった後、「右」や「左」を押して、行きたい道を確実に選ぶようになったのです。また、思っている方向から外れたと自分で気づいたら、その場で指を離して前進を止めて、右ボタンを押して旋回、自ら軌道を修正する姿も見られるようになりました。

これらはすべて、息子が「楽しい」「進みたい」と感じたからこそ何度も繰り返し続け、自然に身につけていったことなのです。

「楽しい」「したい」は成長の起爆剤なのです。

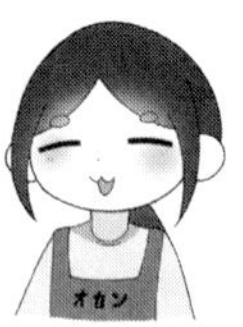

オカンのひとこと

最初は家族で「すごい！すごい！」と盛り上がってたけど、同じコースを1時間以上も繰り返してて、「さすがにもう帰ろうやぁー」と、娘と何回言ったことか……（笑）。

それくらい熱中してたね。

5 友達が周りにいる環境で、動いてみせる

電動移動機器に乗るようになってきて2年が経ち、息子もついに小学生となりました。体の成長も著しく、これまでの電動車椅子に乗せていた座位保持椅子もサイズアウトしてきました。そこで、この機会に、電動移動手段も新しく見直すことにしました。そのリニューアルに向けてやってみたいことが一つ増えました。それは、息子の小学校生活で実際に使ってもらえる移

動機器にしたいということ。

しゃべれない息子は、移動手段を通してコミュニケーションをとっているのだ。

例えば、「あっちの道に行きたい」「これは嫌だから、もうここから逃げようかな」といった意図を、動くことによって表現していたのです。まさに、電動移動機器は、**話せない子どもの自己表現装置**の一つなのです。だからこそ、同年代の子どもたちに囲まれる小学校の中で、友達と多く接する環境で使いたい。移動という表現手段を通して、友達に自分から主体的に絡んだり遊んだりする機会を広げたいのです。

そこで、担任や支援学級の先生と相談しながら、小学校で電動移動機器を使ううえで必要な機能などを考えていきました。息子は普段は手動車椅子に乗っていて、そのなじみの座位フィット感は大事にしたいこと、体育や休み時間など必要な時のみ電動にしたほうが運用しやすい等の要望をふまえた結果、「車椅子ごと乗せる電動台車型モビリティ」を製作することにしました。

車椅子ごと乗せる電動台車モビリティ、この構想は息子が就学する数年前に一度形にしていたのです。電動車椅子に乗ることが難しい寝たきりの方にも自分の意志で操作できるモビリティを作りたいと、本書でも何度も登場している自由研究仲間の吉藤オリィさんと意気投合。ストレッチャー型車椅子をそのまま乗せることができる視線入力対応車椅子台車を共に製作しました。ＡＬＳの患者の方や寝たきりの子どもたちに実際に乗ってもらい、「まるで羽が生えたようだ」と言わんばかりに嬉しそうに自由に動きまわる様子に大きな手ごたえを感じていました。このときは、大人用ストレッチャーを想定して汎用大型サイズで作りましたが、これを小学生の息子のサイズに合わせてコンパクト＆シンプル化する形に作り直しました。台車内にスロープを設置することで、子どもが手動車椅子に座ったまま台車に乗り降りできるように工夫しました。

車椅子ごと乗せる電動台車モビリティ 試作機

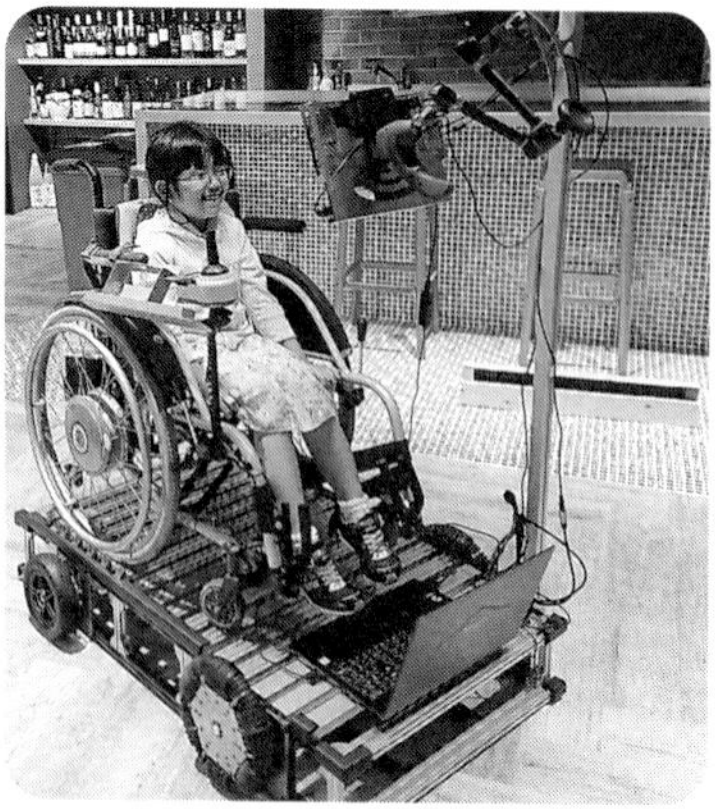

息子が操作するコントローラや介助者用コントローラは、以前から使ってきたものを変わらず使えるようにすることで、息子視点で変化点が少ないように細心の注意を払いました。また、機械操作が不慣れな先生でも子供たちが大勢いる環境で安心して使えるように、走行アシスト機能も追加しました。前方に人や壁があった際に自動で減速や停止をする機能です。万が一、介助用コントト

電動台車型モビリティの初試走

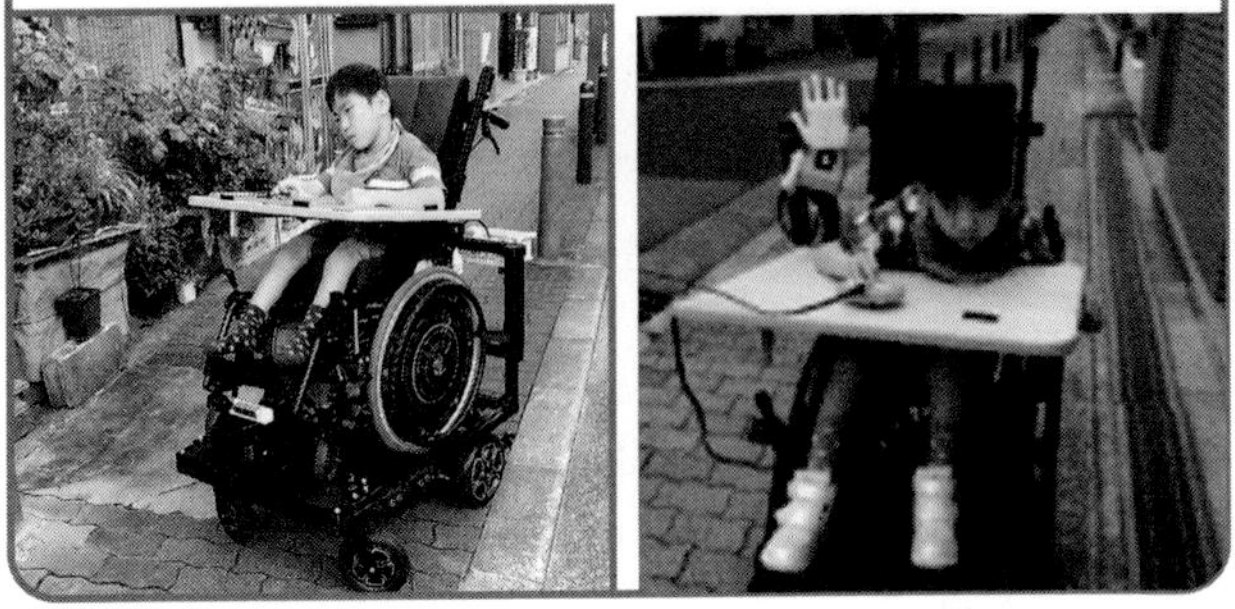

ローラによる停止操作が一瞬遅れてしまっても台車側で自動で止まることで先生側の不安を取り除くことを狙いました。自動停止の際には、LEDイルミネーションで「青（安全）」「黄色（注意）」「赤（危険）」と表示することで、息子がなぜ停止したのか状況を理解しやすいようにしました。5章で紹介した「Melody Shoes」での知見・ノウハウである「視覚的に分かりやすくする」がここでも活きたのです。

そうして、完成した電動台車型モビリティの初試走。

初めての搭乗にもかかわらず、息子は以前の電動車椅子と変わらずにすぐ操作を覚え、早速お散歩に出かけました。車も通る近所の道を、器用に「前」「右」「左」と使い分けて、無事に1時間のお散歩コースを走り切ったのです。

「これはいける」

確かな手ごたえを感じつつ、いよいよ、小学校への導入が進んでいきました。

オカンのひとこと

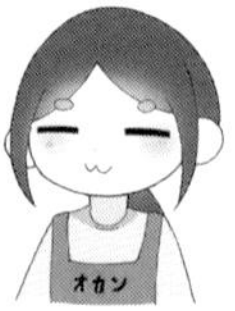

ゴツゴツとした車体で「戦艦ともかつ」と言いながら、散歩に行ってたなー。フレームむき出し感が特に小学生の男の子にはたまらんのや、っておとんは言うてました(笑)。

6 動けることは、コミュニケーションだ
〜子ども用成長移動モビリティ ToMobility〜

電動台車型モビリティを使っての初登校、私たちにとって忘れられない瞬間でした。集団登校する子どもたちに混じって、ゆっくりながら確実に前ボタンを押して前に進み続ける息子。先生や友達も見守る中、無事に校門前に到着すると、息子はコントローラを離して「ここで到着」という意志を明確に示し、皆を驚かせたのです。

「ちゃんとたどり着けたんだ」

すごく感無量な想いでした。数年にわたる電動移動の取り組みで目指した目標

「歩けなくても自分の力で登校できる」

叶うのか半信半疑に思っていた光景が今目の前に広がっていたのです。

息子自身は、というと、いつもと変わらずクールな様子。本人自身も「それくらいできるし」と言わんばかりの自信があったのかもしれません。彼は表現することが苦手だっただけで、ちゃんと「わかっている」のだ。『自分の力で動く』ことを通して、先生や友達にちゃんと伝えていたのだ。そう気づかされたのです。

また、休み時間には、友達を先導しながらグラウンドを一周して探検ごっこをしていたそうです。体育の時間では、すぐに教室へ戻ろうと「回れ右」をしてグラウンドから逃げようとしていました（笑）。先生が慌てて連れ戻すも、そのたびに何度も「回れ右」をして逃げる始末。

「そうか、とも君は体育が嫌いだったのか」と納得した担任の先生。

普段、車椅子で「連れて行ってもらう」状態では表せなかった息子の意志を、明確に先生に伝えることができたのです。

電動台車の戦艦のような見た目が子ども心をくすぐり、「カッコいい！」と人気を集めました。休み時間になるとクラスの友達が集まってきて、「一緒にお散歩しよう！」と誘うシーン

も見られたのです。電動モビリティを使うことで、友達が寄ってきて、一緒に遊び、そこから生まれる交流。

話せない息子にとって、電動モビリティは意思表現装置であり、コミュニケーション手段の一つなのです。

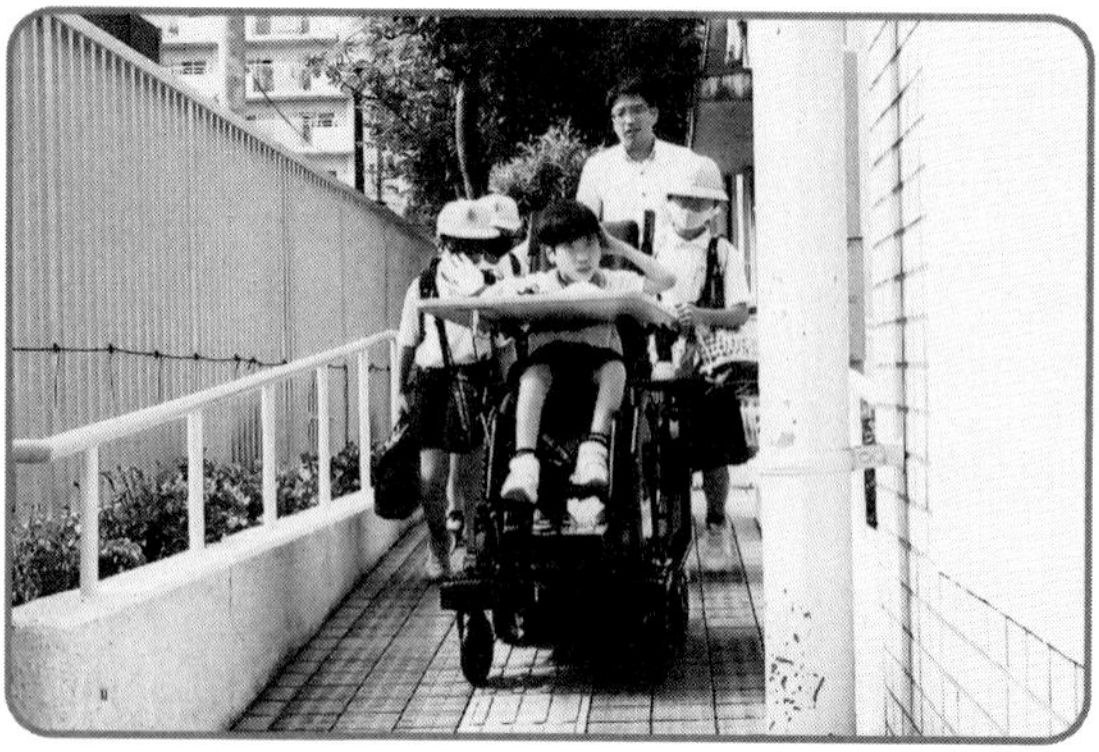

そして、電動モビリティを小学校内で定期的に使うようになって2年。小学校の一大イベントである徒競走に息子はチャレンジしました。

息子は運動会本番の環境が苦手。拍手や大きなBGMが苦手で本番も気持ちが入らないことが多いのです。実際に、2年生では、スタート直後に「回れ右」ボタンを押して逃走コースアウト（笑）。3年生では、少し前に進んだもののコントローラーを捨てて途中で諦めました。

しかし、4年生の秋、息子は目線を前に向け「動いてやるぜ」と意志を見せてくれました。

スタートの合図が鳴る。直線にして10m。

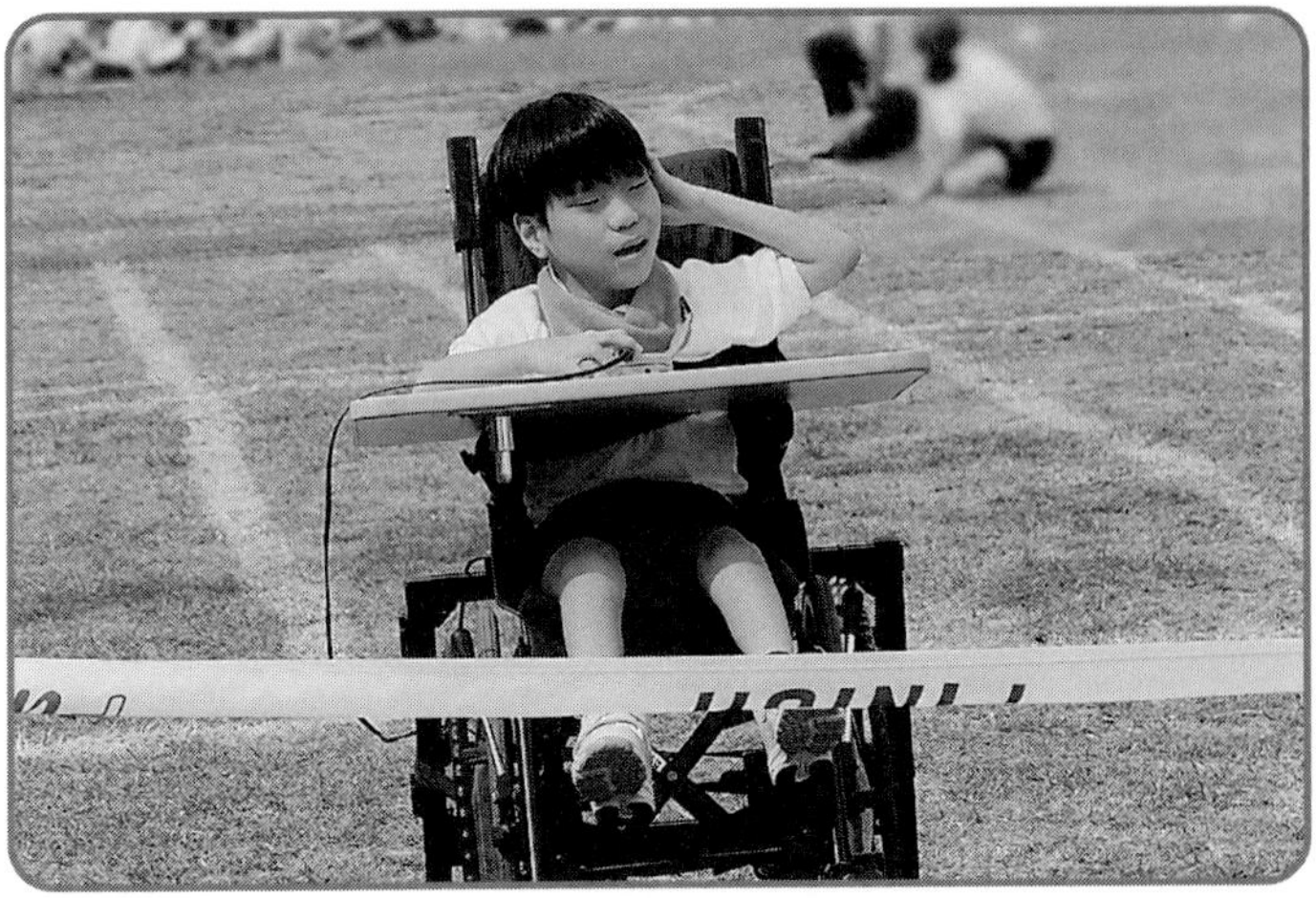

息子は何度か止まりながらも、諦めずに前ボタンを押して進む。

「とも君がんばれ！」

自然に聞こえてきたクラスメイトの声援。その声援に後押しされて、見事ゴールテープを切ることができました!!

「遅くてもいい
自分の意志で、自分の力で前に進み、
ゴールしてほしい」

そんなささやかな願いが形となったのです。

ゆっくりながらも確かな「成長」が、物理的な動きとして伝わってきたのを、とても嬉しく思いました。

歩けない息子、自作電動台車に乗り
運動会へ。初めて自分の力で切ったゴールテープ

https://youtu.be/pcrADQHd69Q

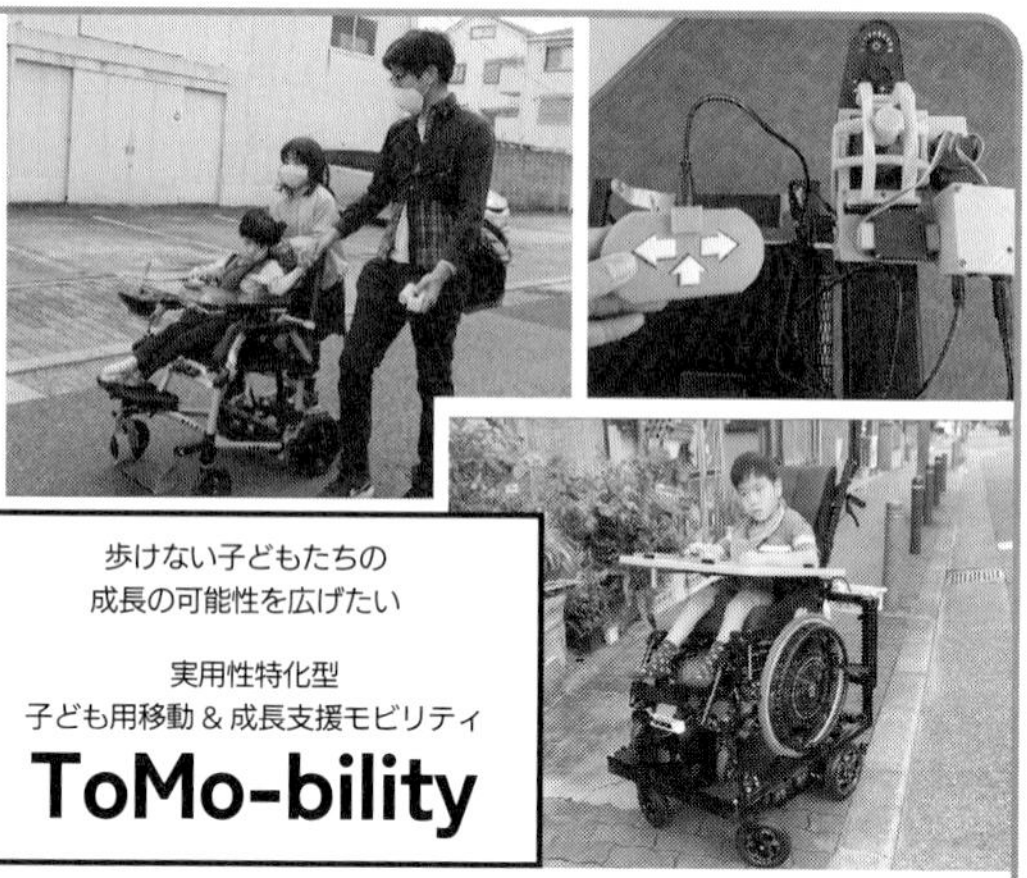
歩けない子どもたちの
成長の可能性を広げたい
実用性特化型
子ども用移動 & 成長支援モビリティ
ToMo-bility

子供用 移動 / 成長支援モビリティ ToMo-bility
https://youtu.be/6nIRbkIL_Sg

これらの子ども用電動移動モビリティ開発の取組みを、「子ども用成長移動モビリティ ToMobility」と名づけました。

単なる「移動手段」ではなく
自分の意思を周りに伝え
友達と「とも（ToMo）」に遊ぶ経験を作る
子どもの成長／できること（Ability）を作る
サポートモビリティ（Mobility）

息子が歩くことが難しかったからこそ気づいた「自分の意思で動けることの本当の価値」
そして、歩けなくても、その代わりの手段を作ることで、子どもたちの成長を支えることは可能なのだということに気づかされました。

この取組みは、まだまだこれから。

息子が大きくなって活躍するフィールドを広げていくのに伴って、「自分の意思で行きたいところに行ける」環境も広げていけるように、これからも開発とサポートを続けていきます。

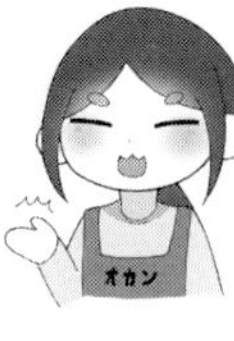

オカンのひとこと

うまいこと名づけるやん。
このモビリティ、試してほしいお友達がいっぱいいるね。がんばれ、オトン！

あとがき

この本を手に取ってくださり、ありがとうございました。
本書の執筆を進めている中、日本テレビ系報道番組「真相報道バンキシャ!」にて、私たち家族に密着取材いただいた様子をドキュメンタリーとして放送いただきました。

「息子に贈る発明品 試行錯誤の日々 障がいある息子と…ある家族の物語（2024/2/11）」
https://www.youtube.com/watch?v=PuGFiE-9u2E

本番組では、私たちの普段の日々の生活に密着してくださり、息子が開発した発明品も駆使しながら日常を過ごしている様子を紹介いただいています。オープンな私たちの性格ということもあって、わりと普段通りの姿をお見せしていました（このあとがきを読む前に一度動画を見てもらえたら嬉しい）。

その番組の最後では、

子ども成長支援モビリティ〝ToMobility〟を使い、息子が自分の意思操作で小学校へ登校チャレンジする様子を取材していただきました。

学校生活に導入してから2年、息子は、さらに新しいチャレンジをしていました。

これまで学校の校門をゴールにしていたのですが、4年生になってからは、さらにその奥、校舎の入り口をゴールにしたのです。

特に最後のスロープ走行はなかなか難しく、

「傾斜スロープと点字ブロックで振動が増えたことの恐怖心」

「うまく進みたいのに進めない葛藤」

から息子は大泣きをしていました。

しかし、コントローラを最後まで離さないことに、

「最後までやりきる」

という意志が確かにそこにありました！

（息子は本当に嫌と感じた時、コントローラを地面に捨ててもう絶対にコントローラに触ろ

うとしないほど、強い拒絶を示します。）

息子のことをあまり知らず初めて見た方は、嫌がっているのに強制的に頑張らされているように見えたかもしれません。

しかし、一見分かりにくい状態でも「手を離さず前に進み続けようとする」ところに彼の本当の意志があるのです。

それを尊重して、そのまま手を貸さず継続しました。

そして、泣き叫びながら、ゴールにたどり着きました。

「よく頑張ったね！　えらい！」と皆で喜びつつ、いつも通り教室に向かうため、恒例の「いってきます！」とあいさつするシーンで、あいさつじゃんけんロボハンド『とものて』を使って

「ありがとう」

を選んだのです。普段なら必ず「いってきます」を押すシーンで違う言葉を選んだ息子。

そこで初めて、明確な息子のやりきったポジティブな気持ちが周りに伝わったのです！

息子はしゃべれないため表現するのが苦手なだけで、本人の中にはたくさん考えていること、明確な意思があるのだ。

その意思は、毎日見ている両親家族など、息子の日常を知る人しか分からない。

しかし、その意思を分かりやすく周りに伝えるツールが、ロボハンドであり、電動移動機器である。

また、放送では、息子の小学校でクラスメイトと楽しく遊んでるシーンも撮影していただきました。昼休みに、クラスメイトが集まってきて、楽しくじゃんけんしたり、息子が好きな絵本を取ってきて、

「ともくんはこの絵本、好きやろー」

って読み聞かせていたり。

その中で、息子は普段、家では見たこともないような嬉しそうな表情を見せていたのです。

しゃべれなくても、自分の意思を表現する方法があれば、周りの子どもたちと繋がることができ、そこでお互いを深く知り、仲の良い友達、人との繋がりを作っていく

それは障害があって他の子と違いがあるからこそ生まれる唯一無二の体験なのです

人と違うことは、価値になるんだ

息子がいたからこそ気づくことができたとても、とーっても大事なことでした。

私は、ともかつをはじめ、娘や妻、家族、そして同じく障害と共に生きる子どもたち、友人たち、多くの支援者の方から本書だけでは語りきれないほどの多くのことを学ばせてもらった。

いろんな世界があることを教えてもらった。

人生を変えてもらった。

工夫をすれば、可能性が広がることを教えてもらった。

それは、もはや「家族や大切な人のためのモノづくり」ではない
「家族や大切な人と【ともに】モノづくり」なのだ

この本を読んでくださった方に、
私たちがこれまで試行錯誤しながら歩んできた等身大の軌跡が少しでも伝わったなら、
皆さんの生活の中で、例えば「できない」ことに直面したとき、
「こうすればできるかもしれない！」と少しでも背中を押せるエネルギーに繋がったなら、

とても、とても、嬉しいです

最後まで読んでくださって、ありがとうございました！

廣瀬 元紀（おぎモトキ）

あとがき　～母～

まず初めに、感謝の気持ちを。

このようなあとがきを書くことになるなんて、想像したこともありませんでした。結婚出産をし、普通に妻として母として生活していましたので、

「執筆するの！？　私も携わるの！？」

と驚きが多い中、この機会をいただき、また最後まで読んでくださり感謝申し上げます。

あっという間でしたか？　長かったですか？

機械モン分からんから読み飛ばしましたか？（笑）

堅苦しいことは、私の性格上、似合いませんので、率直な気持ちをここに記そうと思います。

息子が10歳を越えた今、思い返せば、障害の重さや将来を悲観して涙を流したことがあったのか……？

自分自身の記憶を遡っても、嬉し泣きのシーンしか思い出せないのです。

寝返りができた時、保育園入園が内定した時、お遊戯会で自分の力でズリバイしていた時、

歩行器で歩き始めた時……。

私は基本的に楽観的な性格です。

なんとかなるやろ!

できひんかった? しゃーないしゃーない。次もやってみよう。

泣きわめいてた? うるさかったなー(笑)

家が汚い? 住めてるからええねん。

そんな性格ですが、それでも毎日の家事育児ですから、息子の大きな叫び声をきっかけにイライラすることはもちろんありました。イライラが溜まりに溜まって泣くことはありました。でもそれは一時的なもので、そういう時は夫や娘の存在が本当にありがたく、次の日にはケロッとしていたりしたものです。家族の中でも誰か一人は明るいメンタルをキープしているのです。

それが廣瀬家の良さでもあります。みんなが明るいメンタルの時は、そりゃあもうただ変な家族でしかありませんね(これを書く直前も、娘がお友達と通話している横で、息子のお風呂上がりにJpopを熱唱していましたからね)。

面白い、楽しい、やりたい！　と思うことには全力投球。

日常を多少犠牲にしたって、楽しくやってみよう！

息子はそれを表現しづらい。

じゃあ笑顔になった時はどういう時？　何度も何度も訴えるのはどういう時？　みんなでそれを探り合い共有しトライし、楽しいことを見つけてきました。わが家にはそういう一つの大きな芯があると思っています。

将来はどういう生活になるのかな？　それはそれで不安はありますが、たぶん楽しくやってるんだと思うんです。ほら、ざっくりしてて楽観的でしょ？（笑）

「笑う門には福来る」

子どもたちが成長していく中で、これからもたくさんの方たちと関わっていくことでしょう。

この本を手に取り読んでくださったあなたも、わが家と一緒に楽しくて面白い時間を共有しませんか！

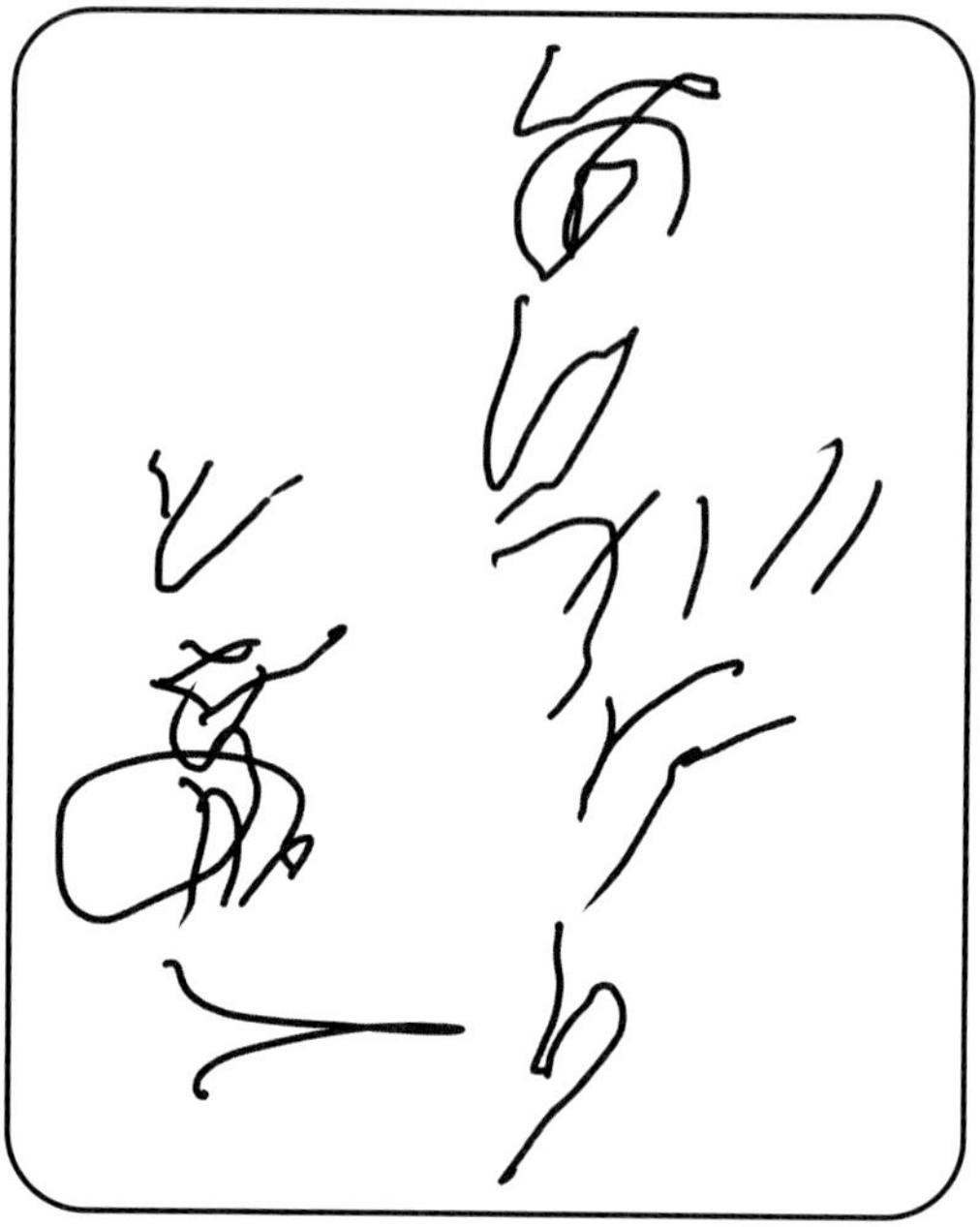

作：息子（ともかつ／トモくん）

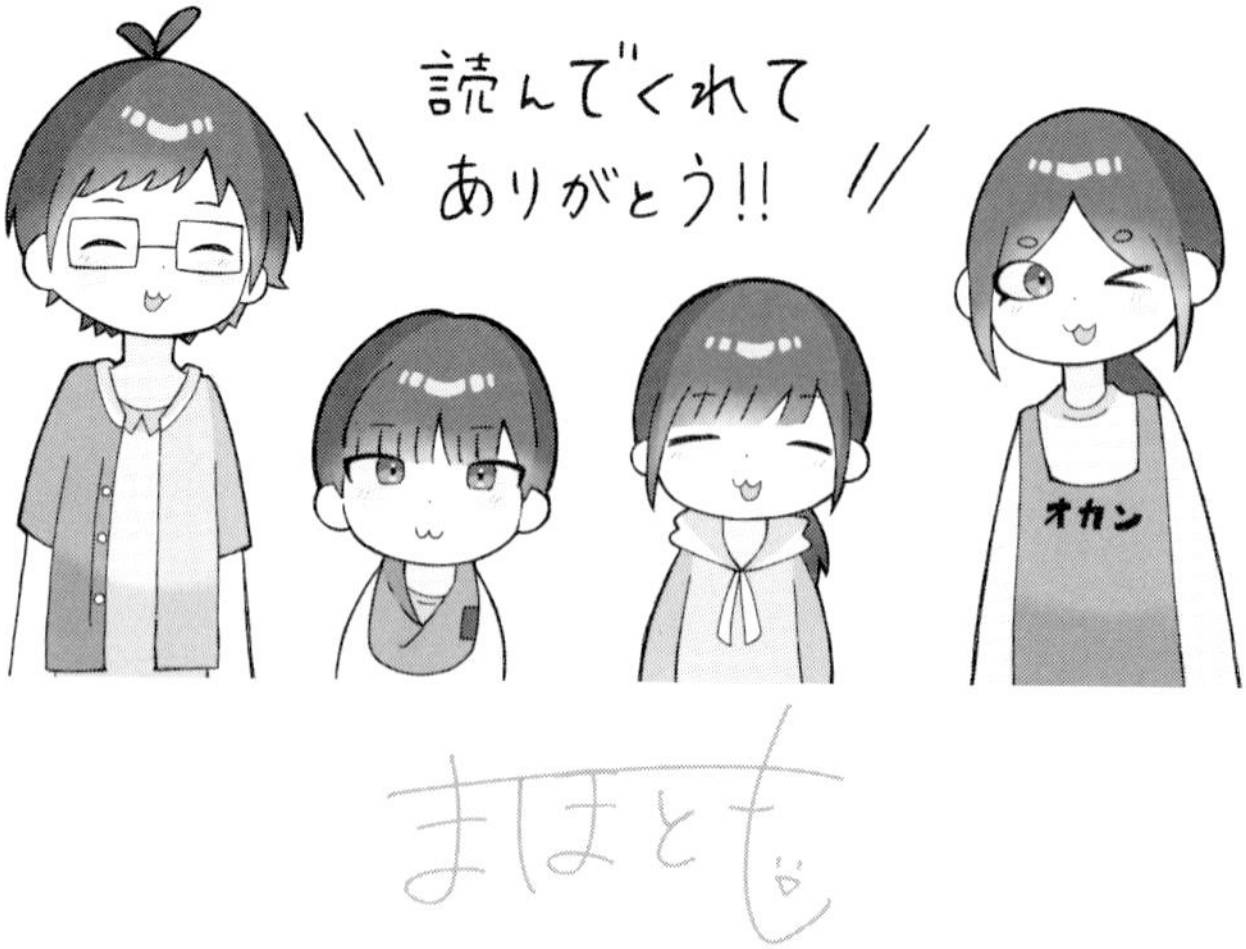

作：娘（まほとも）

https://x.com/maho_tomo72

あの子《こ》のちがいは価値《かち》になる

モノづくり父《とう》さん 障害《しょうがい》児《じ》家族《かぞく》の発明活用《はつめいかつよう》ストーリー

発　行　2025年3月1日　第1版第1刷©

著　者　廣瀬《ひろせ》 元紀《もとき》

発行者　青山　智

発行所　株式会社 三輪書店

〒113-0033　東京都文京区本郷 6-17-9　本郷綱ビル

TEL 03-3816-7796　FAX 03-3816-7756

https ://www.miwapubl.com

イラスト・装丁　大森 庸平

挿　絵　まほとも（オカンのひとこと）

印刷所　株式会社 新協

978-4-89590-834-4 C0047